ALIMENTOS, VIDA e SAÚDE

JOSÉ JACYR LEAL JUNIOR

ALIMENTOS, VIDA e SAÚDE
José Jacyr Leal Junior

Revisão
Maria Ofélia da Costa

Projeto Gráfico/Capa/Diagramação
José Jacyr Leal Junior

Impressão/Acabamento
Digitop Gráfica Editora

Esta obra não pode ser reproduzida, no todo ou em parte, qualquer que seja o modo utilizado, incluindo fotocópia ou xerocópia, sem prévia autorização do autor. Qualquer transgressão à Lei dos Direitos Autorais estará sujeita às sanções legais.

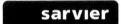

Sarvier Editora de Livros Médicos Ltda.
Rua Rita Joana de Sousa, nº 138 – Campo Belo
CEP 04601-060 – São Paulo – Brasil
Telefone (11) 5093-6966
sarvier@sarvier.com.br
www.sarvier.com.br

Dados Internacionais de Catalogação na Publicação (CIP)
(Câmara Brasileira do Livro, SP, Brasil)

Leal Junior, José Jacyr
  Alimentos, vida e saúde / José Jacyr Leal Junior. -- São Paulo : SARVIER, 2020.

  Bibliografia.
  ISBN 978-65-5686-008-4

  1. Alimentação saudável 2. Qualidade de vida 3. Saúde – Promoção I. Título.

20-47025   CDD-613.2

Índices para catálogo sistemático:
1. Alimentação saudável : Promoção da saúde   613.2

Cibele Maria Dias - Bibliotecária - CRB-8/9427

Sarvier, 1ª edição, 2020

ALIMENTOS, VIDA e SAÚDE

JOSÉ JACYR LEAL JUNIOR

Médico, Especialista em Ginecologia, Obstetrícia e Ultrassonografia. Nascido em 08 de maio de 1960, brasileiro, natural de Curitiba – PR. Médico do Corpo Clínico Hospital Santa Cruz e Santa Brígida. Diretor Médico do Centro de Avaliação Fetal Batel SS Ltda. Presidente do Instituto Jacyr Leal e FRAT.ER BRASIL Ltda. Idealizador do Programa SUPERCONSCIÊNCIA/FAMÍLIA DO FUTURO. Criador do Método Prático MEDICINA CONATIVA.

sarvier

Agradecimento

Se eu fosse deixar só um "obrigado"...,
 - A cada pessoa que passou por minha vida; me olhou; pensou sobre meu excesso de peso às vezes maior, outras vezes menor.
 - Àqueles que tiveram oportunidade de me conhecer; conversar comigo; que tentaram sugerir o que eu deveria fazer e o que não fazer.
 - A cada um que ficou olhando para mim enquanto eu caminhava em um parque, nas ruas, carregando aquele enorme peso mal distribuído em meu corpo.
 - Aos que testemunharam quando tentei um dia, finalmente começar a correr, e, exausto, parei poucos metros adiante com a certeza que minha vida não poderia mais continuar daquela maneira, mesmo sendo só um obrigado a cada um, não caberia aqui a lista com tantos nomes.

Se eu fosse retribuir com um obrigado a quem tentou me alertar que muito daquilo que eu havia estudado e aprendido como médico seguia a batuta de indústrias ansiosas por venderem produtos, quer fossem alimentos péssimos, de baixo custo e viciantes, quer medicamentos para corrigir tantas consequências dessas "comidas", mesmo sendo só um obrigado a cada um, não caberia aqui a lista com tantos nomes.

Se eu pudesse agradecer ao primeiro médico que me atendeu na infância; a minha mãe que me acompanhou naquele dia quando deixei o consultório tendo em mãos uma longa fórmula química com diurético, tranquilizante e anfetamina, o faria.

O médico usava todo conhecimento, bondade e determinação; minha mãe o grande amor por mim; eu a enorme esperança em mudar, ser feliz, livrar-me do insistente *bulling* dos amigos de infância e de pessoas "menores", por toda uma vida.

Se eu pudesse agradecer ao menos e sempre mais uma vez a minha mãe que me preparava um dia um bifinho, uma rodela de tomate acompanhada de uma folha de alface, noutro dia, uma folha de bifinho, uma rodela de alface, tomate, não só o faria, ainda permaneceria em silêncio sem dizer a ela que todo aquele esforço bem pouco adiantaria.

Hoje daria tudo para vê-la preparando meu almoço novamente.

Se eu pudesse abraçá-la mais uma vez e dizer o quanto reconheço todo amor investido em cada comidinha, momentos eternamente lembrados, mesmo ela não estando mais por aqui, eu o faria.

Enfim, agradecer, ter GRATIDÃO, é um ato de Fé que deve ser exercido diariamente como o bom exercício que também auxilia não apenas na contagem de calorias, mas na paz que traz ao coração, ajuda a diminuir o estresse, muitas vezes, aquele que nos faz correr atrás de mais um lindo pratão de comida.

A cada uma dessas pessoas se pudesse agradecer eu o faria.

Agora, neste livro quero poder dizer obrigado a você pela confiança e respeito, enquanto tento retribuir, devolver um pouco do que recebi de amor, atenção e conhecimento, declarando minha Gratidão, por tudo, a cada momento, todos os dias.

O Autor

Sumário

Epígrafe 11

Prefácio 13

Introdução 17

Capítulo I
O Que é Prevenção? 25

Capítulo II
A Insustentável Leveza do Problema 29

Capítulo III
A Realidade Atual – Desabafo 32

Capítulo IV
Comida ou Nutriente? 41

Capítulo V
O Que Aconteceu? 45

Capítulo VI
As Primeiras Grandes Cidades 51

Capítulo VII
Que Animais, Quais Alimentos 56

Capítulo VIII
Problemas ao Longo do Tempo 60

Capítulo IX
Consequências da Má Alimentação? 66

Capítulo X
  Sinergia da Destruição 72

Capítulo XI
  Eventos em Ação 76

Capítulo XII
  Principais Alimentos Funcionais 79

Capítulo XIII
  Vamos Preparar a Carne I 91

Capítulo XIV
  Vamos Preparar a Carne II 100

Capítulo XV
  Responsabilidade de Todos 107

Capítulo XVI
  A Pirâmide Alimentar 115

Capítulo XVII
  Genética – Nosso DNA e os Alimentos 124

Capítulo XVIII
  Consequências de Um Mal Silencioso 130

Capítulo XIX
  Calorias e Outras "Afinidades" 133

Capítulo XX
  Aperitivos, Momentos e Provocações 145

Capítulo XXI
  Leite, um Grande Capítulo à Parte 149

Capítulo XXII
  Outras Grandes Porcarias 164

Capítulo **XXIII**
Por Que nos Viciamos Nessa "Comida"?............................ 167

Capítulo **XXIV**
O Sal Nosso de Cada Dia... 169

Capítulo **XXV**
Criatividade, Saúde e Alegria 173

Capítulo **XXVI**
Acreditar em Quem? 175

Capítulo **XXVII**
Muitas Vidas Muitos Danos 179

Capítulo **XXVIII**
Um Crime Contra as Crianças... 182

Capítulo **XXIX**
Armas Contra a Obesidade 185

Capítulo **XXX**
Uma Breve História 193

Epílogo 200

Posfácio... 202

Bibliografia 206

Breve Currículo.. 208

Epígrafe

"...uma terra paradisíaca dotada de uma natureza altamente benéfica à saúde... todos os índios têm boas condições físicas, homens felizes que adoecem muito pouco ou recuperam-se facilmente"

Pero Vaz de Caminha.
1500.

"...a melhora do estado geral dos homens que chegam deve-se ao clima ameno e, principalmente, aos alimentos aqui disponíveis"

Pe. Manoel da Nóbrega.
10 de agosto de 1549.

"...irmãos jesuítas adoentados, venham para onde a terra é boa e ficareis sãos"

Pe. José de Anchieta.
Coimbra, 1554.

Prefácio

Tenho a honra e alegria de conhecer o Dr. Jacyr há 13 anos. Desde então estamos sempre juntos, pena que poucas vezes fisicamente em eventos científicos, aeroportos, confraternizações, mas constantemente no mundo das ideias, redes sociais, e principalmente na missão de promover uma medicina mais humana, mais realista, mais focada à prevenção que na cura e mais preocupada com as pessoas que com as doenças. Gosto de chamar essa medicina de "Medicina do Estilo de Vida".

Enfrenta enormes resistências o profissional da saúde que defende a medicina preocupado mais com prevenção que com prescrição de medicamentos. Muito mais ligado com a pessoa que sofre, que com interesses dos que lucram com esse sofrimento. Mais atento em promover qualidade de vida, que soluções paliativas. Muito preocupado com a resistência de colegas médicos não treinados para prevenir, escutar, acolher e durante o curso de medicina foram educados para tomar decisões individuais e rápidas sem escutar família, o próprio doente e foram levados a acreditar serem semideuses, senhores da vida, da morte e possuem resposta para todas as perguntas.

Não é à toa que suicídios, doenças emocionais e afetivas entre estudantes de medicina estão em níveis mais altos, se comparados com todas as outras profissões.

A resistência da Indústria Farmacêutica que a cada doença evitada ou prevenida pela adoção de hábitos alimentares saudáveis, higiene do sono, prática e exercícios adequados mais uso de suplementos nutricionais de qualidade perde um freguês e diminuem os lucros.

Resistência por parte dos próprios pacientes e familiares, que, de tão condicionados e robotizados, esperam do médico não mais e não menos que um remedinho, um curativinho ou uma cirurgiazinha.

Se o profissional da saúde começa a falar que é preciso reduzir o estresse; se alimentar melhor; parar de fumar, dormir melhor, principalmente; adotar um estilo de vida mais saudável, muitas vezes; além de perder o paciente ainda vai receber comentários e avaliações negativas.

Dr. Jacyr enfrentou e superou todas essas resistências. O histórico pessoal e profissional dele sempre foi de defender incondicionalmente a medicina de vanguarda, humana, preventiva. Isso resultou numa enorme experiência de vida, na grande experiência médica que está rica e elegantemente colocada neste livro que agora você tem em mãos.

O mais nobre ideal de um profissional da saúde é ajudar. A maior gratificação do médico é constatar e escutar que o paciente não está somente melhor, mas que com a mudança na alimentação e estilo de vida agora serve de exemplo e inspiração para outras pessoas não somente no círculo familiar, mas também a um número cada vez maior de pessoas. Essa remuneração é a mais enriquecedora de todas.

Muito cedo, um bom médico se dá conta que apenas com o dia a dia de consultório, hospital, ambulatórios etc. é possível ajudar um número limitado de pessoas. Se consegue atender bem 20 pessoas por dia, 5 vezes por semana, ele ajuda 100 pessoas, e isso é bom, mas ter coragem de escrever um livro como este, que certamente vai alcançar milhares de pessoas e modificar com tais ensinamentos milhares de vidas, que vão inspirar e liderar pelo exemplo outras centenas de milhares, isso é muito melhor.

Alimentos, Vida e Saúde é uma leitura saborosa, que, baseada em evidências científicas, na enorme experiência médica e de vida do autor, certamente vai mudar, leitor, sua relação com os alimentos, com a indústria dos alimentos e, principalmente, mudará a maneira pela qual você cuida da sua saúde física, mental e espiritual.

O pai da medicina – Hipócrates – há 2500 anos já dizia:

- "Que seu alimento seja seu medicamento e que seu medicamento seja o seu alimento".

Tal conceito, mesmo que seja desinteressante do ponto de vista financeiro para poderosos grupos, nunca foi mais atual, mais cientificamente correto e mais ético que agora.

Gratidão Dr. Jacyr, pela honra de me convidar a escrever essas palavras, gratidão pelo seu exemplo como médico, gratidão pela parceria como amigo e, principalmente, muito obrigado pelo excelente serviço que esta obra agora presta a todos que buscam uma vida mais saudável, da melhor maneira, com mais alegria e longevidade.

Ao leitor, mãos à obra, e se delicie com este conhecimento nutritivo e saboroso.

Dr. Nataniel Viuniski[1]

---

[1] Médico Pediatra e Nutrólogo, ex-coordenador do Departamento de Obesidade Infantil da ABESO, ex-coordenador nacional do programa Escola Saudável, Consultor Científico da Universidade Católica de Brasília, Coordenador do Curso de Pós-Graduação em Obesidade da Universidade Futuro, membro do Comitê Editorial do Herbalife Nutrition Institute.

Introdução

Triste ver uma criança obesa caminhando na rua sem desejar ser observada, mas, provocando atenção, um olhar disfarçado das pessoas, seguindo a vida à direção de um futuro muitas vezes de dor e medo.

Uma cena que se repete em todo lugar, cada vez mais, e ainda incapaz de inspirar ou propor qualquer solução.

Uma criança, sentimento solitário, compensado por mecanismos emocionais de defesa. Muitas vezes, uma aparente alegria, num esforço para agradar e se sentir aceita por todos que encontrar pelo caminho.

Doenças, até graves, podem manifestar-se ao longo do tempo, tão somente pela grande desinformação dela – criança –, dos pais e da maioria das pessoas.

Fui essa criança obesa que hoje vejo por toda parte, é por elas que luto intencionalmente, procurando, encontrando e difundindo informações com a qualidade possível em um campo minado por tantas opiniões, "*ciências*" e divergências, produzidas por múltiplos interesses, algumas vezes danosos a toda Sociedade, voltadas ao lucro máximo de alguns grupos e empresas.

Hoje..., ovo faz bem, ontem..., fazia mal, amanhã...?

- Como viver com tantas informações nutricionais díspares?

- Tantos interesses movendo a indústria da alimentação, tanta comida lixo com aspecto maravilhoso.

- O dinheiro acima de tudo e a *desinformação* propositada, como prática e estratégia de uma guerra cruel.

Em quem acreditar?

- Leite faz bem, ou faz mal?

- O fato é que minhas pacientes chegam ao consultório, assustadas, porque o exame de *densitometria óssea* está muito alterado.

A *osteoporose* severa e os ossos frágeis levam a elevado risco de fraturas e terríveis consequências. Elas surpresas, com o medo agudo estampado no rosto, dizem em uníssono:

- "Mas Doutor, eu tomo tanto leite".

Decidi acreditar em mim.

Sou médico ginecologista e obstetra com área de atuação em ultrassonografia. Passei também a estudar muito sobre alimentos e decidi fazer pós-graduação em *Nutrologia* e *Medicina Antienvelhecimento*.

Descobri trabalhos científicos e farta literatura sobre nutrição, afirmando resultados completamente opostos entre riscos e benefícios, representando interesses duvidosos.

Neste mundo vivemos. É nesse oceano que precisamos nadar. Muito tubarão na água e muita gente convencida que são mansinhos.

Não posso mais esperar uma definição final para alertar você.

Faço um convite:

- Vamos nadar juntos?
- Vamos descobrir juntos... os perigos desse oceano?
- Podemos nos machucar sim. Podemos errar algumas vezes, porém, o mais provável é que unidos possamos alcançar uma praia, onde consigamos viver melhores dias, descobrir prazeres úteis em nosso percurso. Um churrasco sem sal, talvez? – Ughhhhrrts!

Durante todo o caminho que proponho neste livro relatarei minhas experiências como médico, minha história de vida; resultados, tudo que aprendi nos livros; especializações, na vivência com pessoas da área de alimentos, que também vivem acertos e fracassos.

Sempre afirmo que não sou dono da verdade, principalmente nesse campo, em que a verdade é tão difícil de encontrar e manter, mas tenho com você, a melhor das intenções.

Como *Ginecologista*, todos os dias recebo no consultório mulheres que sofrem muito com obesidade, que têm dificuldades até para tarefas e movimentos simples, angústias e gigantescas consequências.

Como *Obstetra* acompanho o desenvolvimento da criança no ventre da mãe, procuro durante os meses de formação ajudar a família a compreender a importância da alimentação, fundamental nos primeiros anos de vida, os três primeiros anos são críticos para a criança, na geração de hábitos futuros e história nutricional delas.

Pais e cuidadores precisam evitar e muito o aporte de alimentos viciantes – excesso de sal, gorduras e açúcares simples – refinados, processados, industrializados – que afetam, podemos dizer para sempre, o desenvolvimento cerebral na origem, assim como o número de células gordurosas que a criança portará no corpo, quando maior, lutando, digladiando-se com elas por toda a vida.

As células de gordura sofrem no início da nossa existência um processo de multiplicação em número – *Hiperplasia* – e posteriormente, muito mais aumentam e diminuem de volume – *Efeito Sanfona* – exercendo função metabólica que cabe a elas: depósito da gordura que ingerimos ou produzimos como consequência do tipo de alimento e excesso de calorias consumidas, ou seja, que são compradas, levadas para casa..., e devoradas.

Uma multiplicação excessiva dessas células na infância e nunca mais nos livraremos da predisposição para obesidade e do temido efeito sanfona, em nossa luta diária "contra a balança".

Mesmo uma multiplicação pequena, teoricamente adequada, da quantidade de células adiposas no início dos tempos não evitará o poder inflamatório promovido em todo o corpo, pela péssima alimentação da atualidade.

É o conhecido magro que infarta[1] e morre, sem ter sido alertado dos riscos que também corria – e todos correm – numa Sociedade que só enxerga problema, no pobre, flácido e estigmatizado obeso.

Existem também falsos magros, aqueles que estão em paz com a balança, apresentam peso adequado e, no entanto, possuem tecido gorduroso em demasia, que pesa menos, e pouco tecido muscular, que pesa mais. Olhando, parece magro, olhando um pouco melhor...

---

[1]INFARTO (Etimologia): Grego/Latim. *In fartu* – *In* = Dentro + *Fartus/Farcire* = cheio, atulhado/entulhado: *Infarcire* = inchar/encher = fechar passagem. Sinonímia (Corruptela do termo – Aportuguesamento) – enfarte – e nunca infarte ou enfarto. Parafraseamento. Infarto, de in – "em" mais *fartus* que é "colocar em, encher". A Medicina utiliza o termo para nominar a ocorrência de obstrução numa artéria. O termo mais conhecido é "infarto do miocárdio", só que "infarto" pode ocorrer em qualquer órgão e não só no coração. Disponível em http://www.portuguesoje.com/2011/03/qual-o-termo-correto-enfarte-enfarto-ou.html mais sites de origem e estudo da formação das palavras.

Quero bem informar, procuro dados confiáveis nesse enorme lamaçal de interesses espúrios, mesmo para minha vida, para sua e para aquela criança obesa, caminhando penosamente pelas ruas de nossas cidades. Ah..., sim..., para as magras malnutridas também.

Se soubéssemos de dados importantes e agíssemos cuidando melhor de cada um de nós nos primórdios da vida, muitas cenas tristes não existiriam, mas vemos seres humanos magros ou gordos, com idade por volta dos 35 anos, desacordados, entubados após o infarto agudo do miocárdio, deitados numa maca num corredor qualquer de algum ainda abandonado hospital de nosso país.

Estou ali em pé ao lado dele, em pensamento e oração, torcendo para que se recupere; para que o coração resista; para que a família perceba; para que ele e todos se deem conta da importância dos alimentos de qualidade em nossa vida.

Se formos agora para porta de qualquer Unidade de Terapia Intensiva – UTI – veremos nas escuras e angustiantes "Salas de Espera" familiares rezando, orando, implorando a Deus pela vida de pessoas que tanto amam. Por que tem que ser assim?

- Por que não conhecer antes caminhos de paz e felicidade?

Repetirei quantas vezes forem necessárias: "não sou dono da verdade", mas luto há muitos anos à procura permanente de conhecimento que possa evitar essa salgada, adocicada, gordurosa, viciante deformação cultural, emocional, ações que ajudem cada criança, jovem, adulto, idoso, no caminho para a segurança e felicidade.

Não sou contra a Indústria de Alimentos que faz a parte dela, tem motivos importantes e problemas sérios para superar, como métodos de conservação, meio de produção, transporte, problemas complicados para a produção de volume tão grande de "comida", tendo que tolerar e administrar a perda de nutrientes pelo caminho.

Não sou contra comida de maravilhosas cores, odores e sabores, mas sou a favor que nossas escolhas possam ser baseadas em maturidade e responsabilidade.

Pense bem:

- "Se podemos hoje chegar a Marte, somos capazes de desenvolver tecnologia para 'chegar' a alimentos melhores".

Por favor, indústria..., "Faça"!

- Alguns dizem que sou radical. Acredite, muitas vezes é preciso ser firme, contudo, não portador de radicalidade tola, impensada. Sou aberto às críticas e novos conhecimentos, mas sou forte no que penso.

Precisamos de muita energia para domar em nós o que os alimentos viciantes são capazes de fazer com nosso inconsciente, a área cerebral de *Prazer e Recompensa*, e como consequência com nossas escolhas rasas, apenas aparentemente conscientes porque são sim na maioria das vezes, im-*P*ensadas e muito mais emocionais.

Observe quantas justificativas e desculpas arranjamos para..., só mais um pedacinho; só mais um dia naquele rodízio de gordura, sal e mais um pratinho de, ah, sobremesa..., hum, afinal, todos fazem..., afinal..., afinal..., é uma agradável e festiva reunião entre amigos, uma festa, a comemoração, uma orgia alimentar.

Bem..., você escolhe.

Leia sem pudor este livro que escrevi para você. No final você decidirá e o fará com muito mais conhecimento de causa.

A vida é sua, é prioritário ser forte.

Respeitarei suas ESCOLHAS, mas ajude-me a oferecer e levar felicidade àquela criança não na forma de uma balinha, mas posta em uma grande colher de Amor, e um enorme prato de Esperança.

Hoje são muitas as pessoas mais conscientes lutando cada uma de um modo por um mundo melhor e mais saudável.

Já existe uma população mais informada talvez ainda não tão atenta, realista ou com a força necessária para resistir a tanta aventura alimentar, porém, confio, estamos no caminho.

Ainda há um Universo a ser alcançado e esse está lá fora, também ali, bem perto do nosso coração..., da sua alma.

Outro dia eu estava em um supermercado olhando rótulos dos pães integrais – pense num cara chato – aproximou-se uma senhora, já de bastante idade, e disse:

- *"Posso lhe mostrar uma coisa"? – e apontou para o pacote que eu segurava – "Veja, bem aqui atrás, aqui olhe, onde diz Ingredientes. O primeiro ingrediente escrito é o que predomina neste produto. Aqui: 'Farinha de trigo enriquecida com ferro e ácido fólico'. Viu? – É falso integral. Na frente do pacote eles escrevem com letras bem grandes: INTEGRAL, as pessoas levam achando que está tudo bem. Há so-*

mente um pouco de farinha integral escrito mais adiante nessa lista de nutrientes, em quantidade que justifique a alegação de Integral. Precisamos ficar atentos".

Virou-se, foi embora sorrindo feliz por ter me ajudado. Fiquei mais feliz ainda, sentindo-me auxiliado por aquela senhora, e, sabe-se lá de qual fonte recebeu essa informação, se algum dia assistiu minha palestra e não me reconheceu ou aprendeu com alguém que tenha assistido ALIMENTOS, VIDA E SAÚDE, na qual, falo desses dados que você encontrará mais à frente, neste livro.

O fato é que estamos de olho, já somos muitos e quantos mais, melhor. A fome aqui é por informação.

Este livro é um banquete, ofereço a você e espero que goste do que preparei, meu possível, meu melhor, para agradar seu paladar. Talvez ache apimentado demais, algumas vezes insosso, mas é o meu tempero, que consigo agora para você, no "bandejão da Vida".

Depois que acabar de ler, lembre-se do que está escrito em muitos restaurantes, "Volte sempre"..., e volte, a ele..., ao livro.

Agora, largue esse saco de bolachinha, jogue fora o pacote de chips, lave as mãos que nunca mais ficarão assim cheias de sal e gordura, *"igual que nem que tá ficando..., seu coração"*, e..., leia este livro com todo carinho. Devagar, assim como deve ser a mastigação.

Em outro livro do SUPERCONSCIÊNCIA/FAMÍLIA DO FUTURO – que escrevi antes deste: "Amor, Cérebros e Escolhas", apoiamos o Amor dos Pais na árdua luta para encontrar os caminhos sensatos, neurais e factuais, com objetivo de evitar brigas e divórcios nas Famílias, terríveis perdas, sofrimentos e consequências para todos os envolvidos na relação.

Então agora como eu e você "conseguimos" manter a união da Família, tocaremos noutro ponto crucial para a vida: Nossos Alimentos..., a fim de que possamos sempre comemorar todo o amor do mundo.

Ainda, antes deste, no tema "Verdade, Realidade e Insanidade", procuro mostrar como formamos durante toda uma vida de certezas e mentalidades, vetores que nos mantêm presos a comportamentos às vezes indesejados. Falta amor, afeto, falta *Dopamina* – hormônio do amor que domina e reina em localizações neurais de prazer e recompensa. Repomos a falta de boas emoções, com..., pizza.

É verdade, o Amor está em todos os tópicos do Programa SUPERCONSCIÊNCIA/FAMÍLIA DO FUTURO e nada melhor do que uma mesa Farta de Carinho e Nutrientes neste momento para um casal feliz e uma família cada vez mais forte.

Topa?

- Imagine..., Alimentos Saudáveis, postos à mesa de sua casa, sabores, cores, amores por todo lado, para sempre, e VOCÊ..., propiciando esses momentos graças a sua abertura a novos conhecimentos. Assim a felicidade estará cada vez mais completa.

Logo seguirão outros livros e temas tão caros para a Família. Aproveite cada linha, cada intenção, cada divergência. Concorde, discorde, mas nunca deixe de pensar.

No final, vamos nos reunir todos, mesmo com erros e acertos, para celebrar a vida, como ela merece:

- "Numa grande, estupenda e Divina..., refeição"!

Capítulo **I**

O QUE É PREVENÇÃO?

Vamos iniciar procurando compreender melhor um dos atributos mais importantes para nossa real segurança, a Prevenção.

Como definição, prevenção é antecipar ações de fortalecimento. Quem é forte não quebra fácil e quando derrubado..., levanta-se. Acredite: pensar, conhecer, estar atento podem ser também importantes condições para "ser Forte". E forte não quebra..., não..., nem..., ou levanta!

Precisamos enxergar claramente os limites da prevenção em três planos: prevenção primária, secundária e terciária.

Começo desse modo, porque testemunho diariamente pessoas interessadas em proteção, contudo, movendo-se apenas na direção de atitudes referentes à prevenção *secundária*, pouco se atendo aos aspectos relevantes dos cuidados primários, esses muito, muito, muito antes de o problema aparecer.

Como é uma importante realidade, iniciaremos por ela:

Prevenção secundária – aquela que a maioria das pessoas valoriza, é praticada quando, por exemplo, uma mulher vai ao médico procurar a presença de um tumor maligno nas mamas, por meio da palpação, exames de imagem, ou no caso de um homem, quando ele vai ao médico para realizar o exame da próstata, com o mesmo objetivo: "encontrar uma encrenca que já existe". Medo.

Tal prevenção pretende encontrar um dano JÁ PRESENTE, claro, de preferência em fase inicial, o mais precoce possível, em um momento que permita o tratamento da lesão e mais facilmente a cura.

Contudo, atenção..., "o dano já está lá"!

Prevenção terciária – são todos os procedimentos utilizados para que o problema conhecido, existente, detectado previamente e tratado não piore ou complique ainda mais.

É a prevenção do agravamento em todos os aspectos possíveis, é evitar que aconteça o pior, partindo de algo já ruim.

> **EM AMBOS OS CASOS, JÁ EXISTE LESÃO, UM DANO EM CURSO**

Então, vamos ao que interessa:

Prevenção primária – é, portanto, evitar que o dano sequer um dia aconteça, nem se inicie qualquer causa capaz de gerar algum tipo de problema, distúrbio, lesão..., perda. Exige comportamento padrão para que se conquiste e mantenha uma ótima vida, com saúde, ao menos pelo maior tempo possível.

Como exemplo prático dessa prevenção em nosso dia a dia, podemos lembrar o uso do cinto de segurança em veículos, não usar telefone celular enquanto dirigimos e praticar velocidades adequadas a cada trajeto nas ruas e estradas, afinal, não desejamos que acidentes de trânsito aconteçam com motoristas e passageiros e, quando inevitáveis, que sejam de menor monta possível.

Também podemos pensar nos projetos, revisão e manutenção de brinquedos, quando cuidando disso, desenhando e produzindo peças que não possam ser aspiradas ou engolidas, protegemos crianças em animadas brincadeiras. Também..., e..., ainda...

Podemos alinhar muita coisa, não é verdade?

- Como tema deste livro, a prevenção em relação ao aparecimento de inúmeras doenças da atualidade para a qual desejamos chamar sua atenção é, portanto, PRIMÁRIA: alimentos adequados, com nutrientes necessários em quantidade suficiente e útil para nosso corpo, desde a vida intrauterina – por meio da alimentação da futura mamãe; logo depois do nascimento, na amamentação; suporte para infância; juventude; adultos saudáveis; idosos felizes – muito felizes – sempre praticando atividades físicas equilibradas e permanentes, em todas as fases, e tudo o que é necessário para que possamos viver com um estilo de vida prazeroso e, acredite, merecido. Você merece. E muito.

Então, alimentar-se bem e praticar atividades físicas são considerados prevenção primária?

- Sim. De extrema importância para a nossa vida.

Sempre começo minha palestra ALIMENTOS, VIDA E SAÚDE provocando o pensamento de todos com quatro perguntas:

- Você se preocupa com sua saúde?
- Com a saúde de sua família?

Pausa:

- Parecem perguntas que provocam uma resposta óbvia, um gigantesco SIM, mas, será que na prática tais respostas são verdadeiras?
- Agimos de acordo com as respostas que oferecemos?

E sigo perguntando:

- Você sabe as causas das principais doenças da atualidade?
- E para inquietar e instigar ainda mais a cabeça das pessoas:
- Você está protegendo a si mesmo e as pessoas que você ama?
- Glub!

É nítido o enorme constrangimento, o nó na garganta – e não é só do refluxo gastroesofágico da maioria –, alguns mudam a posição na cadeira, outros permanecem congelados, olhar fixo, pernas irrequietas, quase apneia – parada respiratória – e todos sabendo que não vão sair ilesos daquela sala. Eu *bato* forte (com amor, mas..., bato).

O fato é que o assunto é muito sério.

"Coisas" sinistras acontecem dentro de nosso corpo, lentamente, e no corpo das pessoas que tanto amamos. Coisas provocadas por descuido imenso, desconhecimento, disseminadas por desinformações que espero combater e ajudar você a superá-las com este livro, com o Programa SUPERCONSCIÊNCIA/FAMÍLIA DO FUTURO. Um *bater* com carinho.

Faço provocações – todo o tempo – porque muitas pessoas pensam e acreditam, de verdade, estar se alimentando bem, cuidar-se de modo adequado, mas não é o que vemos no envelhecimento sem qualidade de muitos a nossa volta. Não é o que testemunhamos todos os dias nos hospitais, jornais e..., obituários.

- "Morreu hoje fulano de tal, ator mundialmente famoso, reconhecido pelos maravilhosos trabalhos realizados. Um infarto fulminante o levou aos 35 anos, no ápice de sua produção artística. Deixa esposa e dois filhos, um de dois e outro de seis anos".

Mortes evitáveis.

Leia novamente:

MORTES EVITÁVEIS

Até quando?

Conversas com pacientes em meu consultório:

- "Ah! Doutor Jacyr..., eu me alimento muito bem".

Contudo, quando começo a conhecer o que é esse "muito bem", às vezes – muitas vezes, fico assustado. Nervoso, abro e sorvo um *amén...*duinzinho (brincadeira – ok, de muito mau gosto).

E você, depois de ler esse primeiro capítulo aperitivo, topa seguir o livro, pensando, caminhando e aprendendo junto comigo?

- Espero que sim. Tem muita informação pela frente.

Coloco aqui, como Médico, muito da minha atenção a você.

Capítulo **II**

A INSUSTENTÁVEL LEVEZA DO PROBLEMA

Dados da Organização Mundial da Saúde:

(Atenção..., não são dados meus)

- Setenta por cento das mortes atualmente no mundo são causadas por doenças cardíacas, acidente vascular cerebral e câncer.

- Cinquenta por cento dessas doenças estão relacionadas à má alimentação.

- Oitenta por cento das consultas médicas são absolutamente desnecessárias.

Em tempo:

- Agora que começo a escrever meus livros noto que, fazendo as palestras desde 2003, os dados não se alteram e tudo indica que não irão se alterar..., enquanto não enxergarmos o problema como ele *merece*, como é necessário..., enquanto não começarmos a bater nele mais do que batemos em massa de pão e pizza.

Também não coloco esse comentário como rodapé de página para garantir que você leia, pense no assunto, considere este livro de maneira muito forte e importante para sua vida e para todos que você ama.

Não falando apenas sobre doenças graves, pergunto:

- Você conhece alguém com ou já ouviu falar em hérnia de hiato esofágico, hemorroidas, intestino preso, dores e gases?

Este parágrafo foi só para, ainda que superficialmente, lembrar da área digestiva. Local de entrada para inúmeros problemas de saúde.

Afirmo: muita gente não precisava estar doente!

Diversas patologias simples, banais, mas incomodam muito quem sofre com elas, em questões físicas e psíquicas, levando à diminuição da capacidade produtiva da população, acidentes de trabalho, perda de tempo em consultas médicas, absenteísmo e atrasando grandemente o desenvolvimento econômico do País.

- Afinal, como trabalhar e produzir com dor, desconforto e agonia?

- Como criar, construir mais e melhor com cólicas provocadas por gases que não precisavam estar ali?

Reflitamos:

- Colocados em números, enxerga-se perda de riqueza, com valores impressionantes. Afinal, dados sobre gases ainda não aparecem em estatísticas, no entanto, sabemos que criam problemas.

Para ter uma ideia prática sobre essas queixas simples e corriqueiras, costumo dar como exemplo os pacientes que chegam a meu consultório com queixa de "dor no ovário". A maioria das mulheres refere como dor no ovário a todo desconforto na região da pelve, habitualmente um incômodo presente no lado direito, embaixo na barriga. Imediatamente peço que se levante a minha frente e mostre onde sente a dor.

- Aqui doutor!

- E o dedo dela invariavelmente indica a área bem mais alta que o local onde costuma estar o ovário.

Então, eu peço:

- Vá com sua mão mais para baixo, mais... um pouco mais... aí. Aí está o ovário, dentro e bem protegido pelos ossos da pelve, a bacia!

- Mais o que é aqui em cima então doutor?

Eu respondo:

- Gases!

- Come besteira o dia todo, comida que fermenta enquanto você fica sentada por muito tempo. No final da tarde com a barriga estufada (de tanta podridão lá dentro), pronto: marca uma consulta com o ginecologista por que "o ovário está doendo...", de novo.

E por que a dor é mais frequente do lado direito?

- Porque se o intestino não funciona bem, aquele ponto é a região sensível, lugar de transição, onde o intestino delgado se encontra com o intestino grosso – alguns pacientes acham que estão com apendicite..., hérnia..., e por aí..., vai.

O que precisamos fazer para melhorar então a nossa saúde?
- O que recomendam os especialistas?
- Sempre..., "Mudanças no Estilo de Vida". E alguém faz?
- Pouca gente.

Às vezes depois do infarto, pelo susto, por "quase morrer", mas, em pouco tempo, volta tudo ao normal, aos péssimos hábitos. Afinal, comida industrializada vicia. Delícia..., compensa?

Sobre isso conversaremos detalhadamente mais adiante.

PRECISAMOS FAZER ESCOLHAS

Escolhas exigem mudanças de alguns hábitos pessoais... e familiares, encravados em nossa alma durante muito tempo, às vezes por gerações – cultura.

No entanto, as mudanças nunca acontecem sem pensamentos de qualidade e sem enfrentarmos nosso medo da mudança.

Defesas criadas em nosso cérebro muitas vezes nos mantêm atados a comportamentos que conscientemente sabemos não ser o melhor. Porém, o medo do novo é um problema a ser enfrentado, pois, é medo de um futuro *desconhecido*, e que, por pior que nos pareça, o presente..., "doença"..., é, ufa..., *conhecido*.

Às vezes temos até ganhos secundários com esses "conhecidos", mas esse é tema para outros livros.

Quero aqui tornar conhecido o desconhecido. Íntimo o bastante para, juntos, perdermos o medo desse diferente, do melhor, do possível. Por isso existe a palestra, o livro, nosso movimento, sempre ao seu lado, ao longo de todo esse texto e caminho. Para tentar fazer com que você acredite, não em mim, mas, em VOCÊ, e no que está acontecendo de tão grave em todo o mundo, tirando prematuramente a vida e ferindo a alegria de muita gente, no engano da busca da *felicidade* sempre quando estamos em uma mesa farta e cheia de coisas maravilhosas, porém, muito ruim para nosso corpo, saúde e a esperada boa longevidade.

Capítulo **III**

A REALIDADE ATUAL – DESABAFO

Ainda existem muitas pessoas que só se preocupam com a saúde quando a perdem. Vivem a vida e somente na dor param para pensar, tentar aprender e mudar. Mesmo assim, por algum tempo, passada a crise não poucos esquecem o que aconteceu. Diminui o medo e retomam rapidamente os hábitos ruins que lesaram o organismo.

Imaturidade misturada a alimentos viciantes é a melhor receita para caminhar até o próximo infarto.

PRECISAMOS CRIAR A CULTURA DA PREVENÇÃO

Prevenção é agir na vida tornando-nos capazes de fazer as escolhas que merecemos e não agir como zumbis, apenas reagindo a sabores maravilhosos, mercado, interesses e lucro de terceiros.

Há grande ganho financeiro na indústria de alimentos e medicamentos, o que é economicamente compreensivo, contudo, não raro ou melhor, muitas vezes..., imoral.

Vivemos em um mundo encantador, para quem produz alimentos e medicamentos. Funciona da seguinte maneira:

- Consumimos cada vez mais o que as empresas desejam nos oferecer, contudo, elas não se ocupam verdadeiramente da proteção que cegamente acreditamos receber. "Lei da oferta e do engano".

Foi-se a época que batalhávamos todos os dias por comida nas perigosas savanas, nas matas..., e morríamos com parasitoses, falta de comida (fome)..., ou éramos o precioso alimento para outros animais.

Sim, vivas para Indústria de comidas e medicamentos. Limparam, organizaram, facilitaram processos, mas importa qualidade?

- Se pensarmos com um pouco de clareza veremos que não.

O Homem atual é um ser estranho, capaz de muita mediocridade diante do próximo, do outro, do diferente. O ser humano é contaminado por uma imaturidade aparentemente intratável.

Não há medicamento para a ganância e podridão humanas, quando se cai na rede horrorosa de necessidades e carências insuportáveis.

O que necessito e o que o outro tem a oferecer carecem de equilíbrio, bom senso e hombridade... Há uma guerra de interesses.

Espero que um dia encontrem remédios, vacinas contra o mal, fortificando o bem. Ambos residentes na Humanidade.

Podemos tratar hoje nosso enorme descuido nas áreas comportamental e nutricional, viver em um mundo melhor para todos nós, e ajudar uma Indústria a crescer com valores éticos e morais verdadeiramente condizentes com clientes consumidores.

O que queremos são indústrias que desejem buscar e encontrar saídas úteis, com lucros gigantes, porém, honestos, sempre para o bem delas, de todos nós consumidores e para o bem comum.

Mais adiante, mostro como podemos e devemos auxiliar a Indústria a produzir o que merecemos e o que ganharemos com isso.

Portanto, aqui vai algo importante: a indústria é ótima, sempre se aprimora. Magníficos são os benefícios para o desenvolvimento humano, tanto nos alimentos quanto na área de medicamentos. Muitos produtos são fundamentais, porém, na prática, ainda convivemos mais com interesse maior no lucro imediato e no valor na bolsa de ações de grandes corporações do que experimentando benefícios reais para todos. Problema humano que um dia superaremos.

Acredito que, como seres biológicos, ainda estamos em uma espécie de "curva de aprendizado" mental-cerebral. Áreas neurais que carecem de desenvolvimento. Estamos a caminho, contudo, melhor ficaremos se amparados no Amor, Partilha e Justiça.

Precisamos aprender logo a sermos – todos – homens e mulheres, verdadeiros em uma sociedade..., real. Esse tema não é para agora, entretanto, é apenas um pequeno toque que deve ser compreendido como fundamento, cimento para qualquer assunto. Vamos falar mais sobre isso em outros livros do Programa, principalmente quando aprofundarmos na Espiritualidade sistêmica, sempre presente em cada um de nós.

Publiquei certa vez em rede social um comentário sobre o problema do nosso descaso com a saúde. Foi assim:

- Como deve ser ruim acordar sem saber onde está, sentir um tubo de borracha enfiado na boca, preso à garganta, outro entrando pelo nariz, outro no – bem, deixa para lá – e aos poucos você se dá conta, assustado, olhando pro nada vê um teto branco, frio, querendo ainda compreender o que está acontecendo.

Durante algum tempo, você fica paralisado, prestando atenção em tudo à volta, sem saber ao certo o que aconteceu e acaba percebendo um bip..., bip..., bip..., que não para de soar em seu ouvido (ainda bem, se ouve é porque ainda está vivo), quando chega ao seu lado alguém que aparenta ser uma enfermeira e, sorrindo, diz assim:

- Puxa, acordou! – Que bom. Você deu trabalho. Pensamos que depois da terceira parada cardíaca não voltaria mais para nós. Graças a Deus, deu tudo certo!

- Do outro lado da rede social, um primo meu respondeu:
- Eu sei o que é isso!

Senti que ele escreveu com dor. É triste saber o que é isso. Outro parente próximo teve parada cardíaca na frente do filho, estudante de medicina, assim que entrou no pronto-socorro de um grande hospital. Foi levado para lá com forte dor e confusão mental. Sobreviveu. Médicos heróis deram conta, além do filho (provavelmente em desespero pela possível, provável, iminente morte do pai).

Pouco tempo depois, aquele filho levou o pai a minha palestra de alimentos, para tentar mudar as escolhas da família. Mudou?

- Durou pouco mais de um mês e esqueceu rapidamente o sério risco de morte pelo qual passou. Retomou os hábitos anteriores. Tudo é festa novamente. Até o próximo infarto, talvez, o último. Uma pena. Não desejo isso, espero que não aconteça. Eu luto para que não.

Certa vez no momento em que eu palestrava ALIMENTOS, VIDA E SAÚDE em Salvador na Bahia, outro primo (Quantos? – vários) submetia-se a uma cirurgia cardíaca de grande porte. Enquanto eu falava sobre prevenção primária, ele era operado. Foram implantados vários *stents* (próteses que são aplicadas internamente nas artérias coronárias para tentar manter a oferta de sangue, oxigênio e nutrientes destinados ao músculo cardíaco). Esse procedimento médico tem a finalidade de facilitar o fluxo de vida que progressivamente é obstruído por uma silenciosa placa gordurosa residente, indesejada, na parede interna vascular, repleta de colesterol, células espumosas, cálcio etc., em contínuo e persistente processo inflamatório.

Além dos *stents* também foram necessárias para ele algumas pontes de safena, procedimento no qual é utilizada uma veia da perna, ou mamária, para fazer, de fato, uma ponte nas artérias coronárias, de um ponto anterior até outro posterior à lesão (que não precisava, não devia estar lá – ninguém queria que estivesse lá).

Bacana..., e desnecessário. Melhor, francamente evitável.

FRANCAMENTE EVITÁVEL

No entanto, quase ninguém evita, todos os maus hábitos levam ao infarto, ao acidente vascular cerebral – AVC, ao câncer, doenças crônico-degenerativas, a grande maioria totalmente desnecessária.

Geralmente ocorre com pessoas em torno de 50 e 60 anos de idade. Hoje, cada vez mais cedo, há aumento importante na faixa etária dos 30 a 35 anos de idade.

Mais um! Outro primo querido, amado desde nossa infância – brincamos e crescemos juntos, rimos muito, desenhos, cinemas, sonhamos –, não teve nenhuma chance, morreu aos 35 anos. Médico, jovem, deixou esposa e filhas. Não merecia morrer, não precisava morrer, não queria morrer. Eu não queria perder tão doce companhia.

Para esse, não deu tempo de fazer nada.

Só chorar.

Aquele primo, o da cirurgia, ainda vive...

Outro (mais um) ainda "sobrevive", geralmente com 300mg/dl em média de glicose no sangue (o normal e esperado é abaixo de 80mg/dl).

Quando encontro com ele tento conversar..., e ele olha para mim, com uma cara de pastel, e dá risada. Pastel de palmito! – Ught! – Não sei por que, lembrei de palmito agora.

Enquanto atualizo este texto, ele acaba de sobreviver a um infarto do miocárdio. Mais sorte que juízo.

Amo minha família, no entanto, alguns apenas olham para mim e não dizem nada. Não sei se por medo de largarem escolhas alimentares ruins, por não acreditarem em mim ou para não reconhecerem seus erros e, mais ainda, têm dificuldades para largar comida lixo ou certeza que sou louco mesmo.

Nunca nenhum desses parentes que citei quis ouvir o que tenho a dizer em minhas palestras. Talvez, leiam um dia este livro, escondidos no banheiro (de um hospital). Talvez não. Muitos outros não.

Mas, não vou desistir de ninguém.

Para a maioria das pessoas, o medo de pensar, de encarar a vida de maneira mais forte, geralmente é maior que a coragem de reagir. Transformação gera medo, e as desculpas permanecem:

- Mas todo mundo come de tudo, o importante é o *E q u i l í b r i o*.
- Será?
- Santo de casa não faz milagre.
- Não!

Leia devagar aqui:

É muito difícil acreditar no que está acontecendo no mundo, em tantas questões alimentares, problemas para todas as idades, e aceitar facilmente, que tanta oferta em quantidade e gostosura, possa estar lesando e até matando pessoas. Parece algo impossível, impensável.

Uma indústria seria capaz de produzir os alimentos que causariam tanto mal a uma criança? - Será? - Será? - Acho que...,

Note que apenas exemplifiquei alguns poucos casos de parentes. Somando amigos, vizinhos e conhecidos que vi sofrerem, lutarem, morrerem..., nossa..., mortos e feridos por toda parte.

Estamos em uma guerra? Que tipo de guerra é essa?

ESTAMOS EM UMA GUERRA

Há um *descaso* de toda população que aparece em situações curiosas. Cada vez mais o tema da boa alimentação é tratado pela mídia e costumo brincar que fatos assim, como irei descrever, acontecem.

Dois amigos se encontram e combinam:

- *"Oi Tudo bem? – Hoje à noite será apresentado um programa especial na televisão. Vão falar sobre 'Qualidade de Vida e Bons Alimentos'. Será muito legal! Eu vi a chamada. É sobre nutrição e doenças que os maus alimentos causam. Vem aqui pra casa, a gente pede aquela 'pizza' deliciosa e assistimos. Já garanti a 'cervejinha' gelada e aperitivos com 'pão de alho', 'bolachinhas'...".*

Se pensar com cuidado verá que vivemos em desatenção paradoxal, míope, talvez até louca, com consequências graves. A cultura do abuso de remédios, exames, cirurgias, muitos, desnecessários. Vários problemas de saúde podem ser evitados, até corrigidos, apenas com mudanças nas escolhas dos alimentos e na maneira e frequência que movimentamos nosso corpo.

Como não assumimos o que devemos fazer, acaba em nossas mãos uma lista de exames, cada vez maior e cara, controles laboratoriais, pedidos trimestrais ou semestrais, apenas para verificar se melhoramos, como por mágica, pois não fizemos nada para mudar.

A cultura da medicalização como tratamento existe faz tempo, mas a PREVENÇÃO PRIMÁRIA é quase nula. As pessoas acreditam que se o médico não prescrever medicamentos e exames não é bom médico.

Desde os primeiros anos, logo que entrei para a faculdade de medicina, encontrei profissionais bem trajados, roupas finas, portando enormes maletas repletas de medicamentos. São os representantes de laboratórios farmacêuticos. Pessoas treinadas para "adestrar-nos", educar a todos os médicos, desde muito cedo na baila do mundo dos..., remédios com tarjas multicoloridas. Orgulhosos, nós os *mediquinhos* novos, abrimos felizes nossa "malinha de doutor, que ganhamos do tio" – geralmente é assim, ao menos para mim foi – e começamos a "colecionar medicamentos". Coleção, um hábito da infância, coisas do inconsciente.

A psicologia explica todos esses aspectos da coleção de caixas coloridas e possibilidade imediatamente franqueada para tornarmo-nos capazes de tratar alguém. Podemos começar imediatamente a exercitar o que tanto sonhamos: ajudar pessoas..., mas, com remédios?

- É um adestramento, subliminar(?). Prevenção secundária.

Nós médicos somos treinados para dar remédios como tratamento.

- E o paciente?

- Treinado para ser medicado, com receitas, receitas e receitas... "O Doutor me deu uma receita". Estou sendo cuidada, sente o paciente.

Muitas mortes novamente absolutamente desnecessárias no mundo todo devido ao uso abusivo, exagerado e indevido de medicamentos.

Efeitos colaterais, complicações, surpresas – às vezes péssimas surpresas – mas... remédios não existem para combater sofrimentos, proteger, aliviar, curar e salvar?

- Se digo hoje a uma paciente que posso tratá-la apenas com mudança na dieta, melhorando alguns hábitos do dia a dia..., perco imediatamente a paciente. Nunca mais volta e ainda sairá do consultório falando mal. Sei disso, porque vivo esse drama em meu consultório.

- "O Dr. não deu nenhuma receita, deve estar desatualizado"! – Contou-me um colega depois de atender minha ex-paciente. Sim, perco pacientes apenas por querer cuidar bem delas.

"Mas, sem remédios"? – Gritam em uníssono.

Costumo teatralizar para quem me consulta:

- Levo minha mão em direção ao braço da paciente e digo: "Posso dar um beliscão bem forte"? – "Claro", responde.

Estou fingindo, naturalmente.

- "Agora diga: aiiiii". E ela diz..., "aiiiii"!

Mantendo meus dedos beliscando aquele braço e peço para que fique tranquila, afinal, vou receitar um analgésico.

- "Vou lhe dar uma receita em vez de parar com o beliscão". Isto é, em vez de retirar a causa da dor, o problema ou, em nosso tema, os maus hábitos alimentares e de vida, receita-se..."*sinvastatina pá baxacolestrol; remedinho pá ipertensão; pá tiróidi; pá gazis, pá p... 'sorry'"*.

Interessante como também se dá enorme importância para belíssimas clínicas e fantásticos hospitais. Propagandas de equipamentos de ponta (*apra mim equipamento de ponta é agulha*); tratamentos de última geração (*gerações que nunca chegam ao auge e aparelhos cada vez mais caros, exóticos, algumas vezes a utilidade e o custo-benefício com efetividade duvidosa*).

É a indústria da medicina com lucros a toda força, mais para empresas que produzem remédios e equipamentos do que para os médicos – os verdadeiros "vendedores" de remédios e exames, sem se darem conta disso, ou sequer serem remunerados para tanto.

Claro que medicamentos, equipamentos, exames são importantes, eu não precisava repetir isso aqui, o que critico é o exagero, insensatez, desequilíbrio entre "as coisas", falta de maior valorização da vida e dos relacionamentos entre todos os participantes nesse jogo infantil e da profissão médica, pois, quando equipamentos e prédios são mais importantes que pessoas, nada está no lugar como deveria.

Olhando friamente "de fora", vendo alguém sendo colocado em um tomógrafo, não parece um ser humano, mas uma guia de exames a mais para ajudar a pagar o alto custo dos equipamentos.

NÃO SOMOS NÚMEROS, SOMOS PESSOAS

Somos humanos. Estamos perdendo o objetivo da medicina e da vida. Somos acelerados e nos desvalorizamos cada vez mais.

Parece que as pessoas querem ficar doente para serem atendidas e internadas em determinadas clínicas e hospitais.

Será carência de atenção e afeto?

- Postam fotos em mídias sociais, mostrando-se orgulhosas porque estão acamadas em lindos quartos de hospitais e querem que todos "curtam", desde uma perna enfaixada até resultado do exame de sangue.

Piramos?

- Imagine você médico falando para uma paciente que o diagnóstico "da flatulência que ela está sofrendo" não precisa de ressonância magnética de última geração. Alguns milhões de reais para ver gases?

- "Pum-entalado". Desculpe, coisas de louco.

Certa vez ouvi uma notícia sobre um juiz que negou a uma mulher o pedido de ação contra um médico porque ele a atendeu de bermuda e chinelo. Estavam na praia, era uma urgência. O médico estava de férias e não havia quem a acudisse. Ele atendeu rapidamente e como estava vestido, para que ela não ficasse por mais tempo com dor.

Após minha formatura em medicina, passei um ano na Espanha acompanhando o Serviço de Gestação de Alto Risco do Hospital La Fé, Valência. Certo dia o chefe do plantão, diretor do hospital, olhou séria e demoradamente para mim e então disse:

- *"Jacyr, sempre tenha orgulho da profissão médica. Quando for convidado a falar use branco; enquanto estiver trabalhando use branco"*.

Aquelas palavras permanecem até hoje em minha cabeça. Mais de trinta anos depois uso branco, não consegui me transportar à moda do médico de terno e gravata. Amo minha profissão e, acredite, amo minhas pacientes, mas já perdi algumas porque também eu não estava de terno e gravata. Ou não falei o que queriam ouvir e precisavam ouvir (não consigo, preciso ser médico).

Se alguém está bem preparado, se estuda, se dedica, não importa, mas importa sim, se a gravata combina com o terno. Pagam-se dez vezes mais por próteses de mama e lipoaspiração do que pelo nascimento de um filho. Está cada vez mais difícil competir com a cultura ou com a falta de..., sei lá, mas..., vamos seguir com o tema:

ESCOLHA MELHOR OS ALIMENTOS

Capítulo **IV**

COMIDA OU NUTRIENTE?

Qual a diferença entre COMIDA e NUTRIENTE?

- Comida é qualquer coisa que você coloca na boca e engole (muitas vezes às pressas, sem mastigar) e tem possibilidade de ser *digerida* – quebrada em pedaços cada vez menores com a finalidade de que as pequenas partes, das quais são compostas, possam ser *absorvidas* pelo tubo digestivo, alcancem a circulação sanguínea e sejam levadas para todas as células onde serão *metabolizadas,* aproveitadas – utilizadas pelo organismo para as mais diferentes necessidades.

A "comida" pode ter qualidade, no entanto, assim como ser apenas uma massa disforme de qualquer "coisa" repleta de sal, gordura e açúcar, com muitas calorias e não trazer nada que seu organismo precise para sobreviver. Já, nutriente é todo elemento químico presente na natureza, e são muitos, os quais as células requerem para viver.

Nutrientes são fundamentais para que as células possam trabalhar adequadamente produzindo energia, novas substâncias e materiais que garantam bom funcionamento orgânico, em um corpo saudável, psique equilibrada e vida com qualidade.

Cada célula cumpre um papel em nosso organismo. Você nem se preocupa, apenas coma bem, elas sabem exatamente o que fazer.

Os nutrientes são classificados como essenciais e não essenciais. Essenciais são aqueles que não conseguimos produzir em nosso corpo e precisamos buscá-los na natureza. Hoje vamos ao supermercado, onde, atualmente, poucos são os produtos que encontramos com nutrientes de qualidade. Não essenciais são aqueles que somos capazes de produzir em nosso próprio organismo a partir de elementos que possuímos.

Nem toda comida tem nutrientes na quantidade e a qualidade que necessitamos. Aliás, poucas são as possibilidades de escolhas hoje, que contenham bons e adequados nutrientes.

Somos um bolinho de células organizadas, crescendo agrupadas, especializadas, lutando para sobreviver em nosso meio. Precisamos muito de nutrientes eficientes para "funcionar" bem.

Imagine um prédio construído com materiais de péssima qualidade e sem os cuidados necessários para um bom resultado?

- Imaginou? – Pronto. Caiu o prédio.

E por que fazemos isso com nosso próprio corpo?

- Você abastece seu carro com combustível adulterado?

- E por que fazemos isso com a máquina que nos permite vida?

- Queremos "funcionar" bem, ter saúde, viver mais e não prestamos atenção apenas por que deixaram a comida mais gostosa?

Na próxima vez que escolher o que colocar na boca, pensar em um restaurante, olhar um cardápio, pesquisar no supermercado procurando saber o que comprará para você e seus filhos, lembre-se: comida é tudo que você come. Nutriente é a riqueza que você precisa para ser feliz. Para você e para quem você ama.

Atualmente, por diversos motivos, temos déficit de nutrientes: a produção industrial de alimentos, o processamento progressivo, o empobrecimento do solo, algumas modificações na técnica de produção, conservação, transporte, alterações genéticas etc. Pelos mesmos motivos também recebemos excesso de calorias.

Fontes de alimentos vegetais e animais perdem qualidade ao longo do processo de industrialização. Frequentemente, agregam elementos de baixo custo e repletos de energia. Compramos produtos qualificados por nutricionistas como "calorias vazias". Vazias de quê?

- De nutrientes. Aqueles que precisamos para viver, os essenciais.

Esse é um dos grandes motivos por que todos nós sentimos fome permanente, muita fome. Claro, não há material suficiente para as células funcionarem bem e elas começam a pedir, implorar para o cérebro:

- "*Tome uma atitude aí cabeção! – Manda esse cara buscar o material que preciso. Não chega nada nessa circulação. Preciso de magnésio, vitaminas, aminoácidos e esse sujeito só se entope com calorias de carboidratos refinados, sal e gordura ruim! – Não quero tanta glicose, ô meu. Vou transformar tudo em mais gordura e guardar ali no 'peneu', que está cada vez maior, e um pouco nas artérias do coração...".*

E vamos nós até a geladeira, rolando, cansados, amuados, pegar mais um pedaço de bolo. Uhh! – Aquele pavê de abacaxi. Sim, abacaxi é saudável, justificamo-nos, enquanto colocamos leite condensado, escorrendo por "arriba" de tudo.

Vou contar outras maneiras que a indústria utiliza para nos manter comendo o dia inteiro, os produtos por ela fabricados.

Uma delas, a primeira que citei, é: Buscamos o tempo todo, os nutrientes que precisamos, simplesmente porque eles faltam.

Um primeiro conceito importante, portanto:

- Urge substituir alimentos ruins por alimentos bons.

Um segundo conceito:

- Também precisamos complementar nutrientes faltantes, o que detalharei mais tarde. Isso é necessário, já que a cada dia está mais difícil encontrar o que levar para casa mesmo lutando arduamente à busca por alimentos melhores, mais saudáveis e com preços acessíveis.

Acredite, por mais que queiramos há dificuldade para obter, mesmo na boa escolha alimentar, o material suficiente que precisamos para viver bem. Sobreviver, sim, viver melhor.

Você sabe o que tem de nutrientes na sua alimentação habitual?

Dê uma olhada naquele sanduíche que você preparou para comer, pensando em se nutrir e acabar com a fome. Consegue definir a quantidade e a qualidade de nutrientes nele contidas, apenas olhando para aquela majestosa delícia?

- Qual a qualidade dos diferentes produtos, a origem, onde foram feitos, o cuidado com que foram trabalhados?

- E o que você me diz da atenção e modo como você mesmo preparou o tal..., "sanduba"?

- Torrou?

- Passou do ponto?

- Às vezes compramos produtos com qualidade, vegetais orgânicos, só que, infelizmente, cozinhamos demais ou preparamos e guardamos de modo inadequado, por muito tempo antes de consumir. Sem saber destruímos grande parte dos desejados e preciosos nutrientes.

Fato é que não temos nenhum controle sobre o que é produzido.

Felizmente, cada vez mais pessoas procuram construir e manter uma horta orgânica em casa ou comprar em locais de confiança alimentos sem tanta modificação e processamento.

Recentemente uma reportagem denunciou um comerciante de "orgânicos" que, na realidade, comprava e comercializava produtos não orgânicos, obtidos no CEASA. Cara de pau. Enganadores encontramos às pencas (desculpem-me as bananas) e por toda parte. CUIDADO.

Que mundo é esse?

- É o nosso mundo. Vamos desbravar e corrigir juntos?

Capítulo **V**

O Que Aconteceu?

Vamos imaginar um caminho percorrido por milhões de anos.

Vivemos a maior parte desse tempo em perfeito equilíbrio nutricional e energético, com mecanismos construtores e protetores formados, passo a passo, para cada célula do nosso corpo. Um processo de adaptações às condições do meio, esse, muitas vezes, hostil, contudo havia tempo hábil suficiente para permitir adaptação e desenvolvimento.

Dois grandes grupos de alimentos existem na natureza:

- Macronutrientes: proteínas, gorduras e carboidratos complexos.
- Micronutrientes: minerais e vitaminas.

Adianto aqui, um aspecto importante, pela frequente confusão que traz: carboidratos simples, refinados, açúcar de mesa são invenções recentes da indústria da comida, hoje, parte de nosso vício metabólico, do lucro inconsequente e irresponsável de alguns. Provavelmente, a intenção inicial do refino de alimentos tenha sido positiva, voltada para enriquecer e conservar fontes de matéria e energia. No entanto, desconheciam as terríveis consequências de algumas práticas.

Vamos lá!

- Com bons elementos em nossa alimentação, obtínhamos equilíbrio, harmonia e funcionalidade, estímulo para a construção das nossas defesas diante do meio. Um importante mecanismo é a proteção oferecida pelos antioxidantes contra radiais livres de oxigênio. Explicarei aqui esse aspecto fundamental e indispensável para nossa não oxidação e consequente não inflamação, isto é, para não "enferrujarmos".

Nessa longa história da biologia evolutiva, a construção de fatores antioxidantes permitiu conviver com agressores naturais, externos e internos, em permanente e dinâmica defesa.

Todos os dias somos bombardeados por uma infinidade de raios que incidem sobre nosso corpo. Irradiações, a maioria tem origem no meio externo, em nosso mundo ou até de muito longe no Universo. Contudo, uma fonte importante de agressão tem origem interna, dentro das nossas próprias células.

Eventos externos são: poluição atmosférica, fumo, raios solares UVA e UVB, radiações ionizantes, raios cósmicos e outros. Todos incidem permanentemente sobre o planeta e sobre o organismo de cada um de nós. Para suportá-los desenvolvemos mecanismos de defesa, como já citei, paulatinamente, durante milhões de anos.

Se você já cortou uma maçã ao meio e a deixou exposta em contato com o ar, pôde observar a ação do oxigênio sobre ela, pois rapidamente a tornou escurecida. Isso é oxidação. A maçã cortada com a perda da proteção natural "enferruja" exposta a um processo de agressão.

O ar que "estraga" – oxida – a maçã é o mesmo ar que respiramos quando enchemos nossos pulmões a cada movimento inspiratório. Precisamos dar conta desses elementos capazes de nos ferir internamente – de oxidar nossos tecidos, queimar, inflamar.

A pele é uma proteção externa, no entanto, o que "cuida de nós" internamente?

- Nutrientes específicos neutralizam rapidamente essa agressão, de modo natural. São os agentes antioxidantes.

O oxigênio que respiramos alcança os pulmões e é prontamente absorvido pelo sangue onde se liga à hemoglobina, o pigmento nos glóbulos vermelhos. Ali fixado, percorre todo o corpo no fluxo impulsionado pelo coração, perfeita dinâmica do sistema circulatório.

Esse mecanismo permite a "entrega" do oxigênio para cada célula do organismo. Um trabalho e tanto. Magnífico *delivery*.

O oxigênio liberado dentro da célula busca e alcança uma estrutura primitiva chamada mitocôndria, fábrica para a produção da energia que tanto necessitamos, em um trabalho incessante. Ali, em um complexo mecanismo chamado ciclo de Krebs, a glicose (combustível) é colocada na presença do oxigênio e, graças à sua queima por ele, produz ENERGIA.

Parte dela é liberada sob a forma de calor (somos animais de "sangue quente"), outra se acumula em moléculas de adenosina trifosfato,

ATP, como reserva e transporte para posterior utilização em diversas funções do organismo. Também resulta dessa reação a formação de água e gás carbônico. O gás escapa para o sistema circulatório, onde é levado para os pulmões a fim de ser conduzido para o meio externo durante o processo de expiração. A água é utilizada em diversos processos e o excesso sai principalmente pelo suor, urina e fezes.

Nesse processo de respiração, dentro das células ocorre liberação de um elétron solitário, sem par, altamente instável, conhecido como radical livre de oxigênio. Ô "trequinho" nervoso, irritante, um foguinho, faisquinha, encrenqueiro, se não acalmado ou reestabilizado imediatamente. Imagine uma tempestade de raios sobre os tecidos corporais. Antioxidantes são extintores de incêndio.

Em situação de normalidade nutricional, quando possuímos antioxidantes em quantidade adequada obtidos por meio de alimentação saudável, cada elétron *instável* – radical livre – é neutralizado no exato momento em que é formado, reconduzindo aquele local orgânico para a estabilidade, evitando a agressão – a "ferrugem".

Quando não há elementos antioxidantes suficientes, muitos danos acontecem nas células. O radical livre é ansioso para se estabilizar novamente e as lesões nos tecidos acontecem porque, para tanto, ele rouba elétron de quem estiver pela frente, sem dó. Quem é roubado rouba novamente daquele que está ao lado e a encrenca está formada em nossos tecidos corporais. Uma briga. Inflamação, envelhecimento precoce, aparecimento de diversas doenças graves desses chamados tempos modernos, do prazer à mesa e desprazer das células.

Essa é uma irradiação interna, diferente dos fatores agressivos externos a que me referi anteriormente. Nossos tecidos corporais, órgãos, sistemas apanham por fora e por dentro, caso não estejam protegidos por nossas escolhas. É tremenda a importância de incorporarmos bons nutrientes em nossa alimentação. Erros alimentares não trazem, portanto, apenas a questão da obesidade, mas comprometem toda a saúde.

A oxidação decididamente acontece por nossas más opções alimentares, fator que promove imenso problema de saúde contemporâneo, mecanismo que nos torna seres inchados, doentes e cansados. Vivemos no chamado "Século da Inflamação". Aceleramos nossa morte, totalmente sem necessidade.

A ação direta dos radicais sobre o código genético – DNA –, explica também o grande avanço de diversos cânceres. Duplicações gênicas erradas em meio a tanta violência celular e nuclear. Uma das fortes causas, não a única.

O excesso de atividades físicas também é problema. Como requer maior produção de energia pelas mitocôndrias nas células, também aumenta a formação daqueles radicais livres. Acelera tudo. Dano.

Tome como exemplo um maratonista que corre grandes distâncias por longo tempo de provas e treinamentos exaustivos. Um atleta nesse nível exige das células produção de muita energia extraída da glicose e oxigênio. Como conseqüência, há maior oxidação dos tecidos corporais que dificilmente consegue ser equilibrada pelos antioxidantes habitualmente obtidos mesmo com alimentação de qualidade.

Observe a textura, o aspecto, a cor da pele desses esportistas, geralmente opaca, queimada, sem vida. Portanto, cuidado. Quanto mais atividades físicas você praticar, não sofrerá apenas risco de lesões por trauma caso exagere, mas intensa será a produção de radicais livres no seu corpo e maior a necessidade de oferta de antioxidantes. Por favor, "oferta" de antioxidantes.

O estresse é outra causa importante na formação e liberação de radicais livres de oxigênio, aumentando ainda mais os riscos de dano considerável ao organismo. Por isso, para um estilo de vida adequado, não se pode ficar falando apenas de alimentos e atividades físicas, mas o equilíbrio precisa ser global, envolvendo seriamente aspectos emocionais, até mesmo espiritual. Aliás, bons alimentos melhoram as emoções.

Tecidos desgastados precisam ser restaurados. Isso melhor se dá no uso de nutrição adequada, no entanto quantidade razoável de boas proteínas, carboidratos complexos e gorduras saudáveis é dificilmente encontrada em nossa escolha diária habitual. Dieta ocidental é reconhecidamente lesiva ao corpo – coisas da cultura industrial contemporânea.

Importante:

- Em termos evolutivos precisamos de ao menos 100.000 anos para conquistar pequena mutação genética. Ainda que ínfima, significativa para a adaptação real e efetiva do corpo, com a finalidade de fazer frente às modificações que ocorrem no meio. Fomos construídos durante milhões de anos, dos quais, apenas cinco milhões, como humanoides.

Estima-se que nos últimos 200.000 anos, nos tornamos finalmente humanos, sapiens como reconhecido hoje. Mais alguns milhões de anos seremos alguma outra coisa, espero que melhor, afinal somos apenas um pequeno ponto (estamos mais para uma vírgula) em um insignificante por período, na evolução desse gigantesco tempo do Universo.

No desenvolvimento dos nossos olhos, a natureza os deslocou à parte frontal do crânio, porque somos caçadores e precisamos olhar diretamente à frente, na direção da procura por caça. Quanto tempo levou para essa modificação necessária à nossa sobrevivência?

Animais que são "caça", diferente dos predadores, possuem olhos em posição lateral no crânio, às vezes, com capacidade de movimentos rápidos, independentes, para melhor detectar aproximação do predador.

Nosso nariz se desenvolveu posicionado acima da boca, com isso, quando coletávamos algo do chão para comer, ao levarmos o alimento à boca obrigatoriamente passaria pelo controle de qualidade do olfato. Percebendo cheiro podre, lançaríamos o alimento fora, protegendo-nos, desse modo, da ingestão do que não deveríamos consumir.

Caro leitor:

- Leva muito tempo para que ocorra uma pequena mutação genética. Imagine, portanto, o necessário para essas mudanças físicas que acabei de descrever. Cem mil anos é o tempo que leva para uma mínima mutação genética adaptativa, recorda?

- Imagine agora, poucos anos. Temos tido tempo suficiente para fazer frente às céleres mudanças em nossa sociedade?

- Após milhões de anos de evolução, o que ocorreu na história humana há apenas dez mil anos mudou radicalmente a vida do homem sobre a terra, permitindo maior sobrevivência, longevidade, desenvolvimento social e até as grandes civilizações.

Perdoe-me insistir: dez mil é "nada" diante de cem mil, portanto, o homem criou "algo" que exigiu dele um esforço enorme para "tentar" se adaptar. Inventamos e desenvolvemos a AGRICULTURA. Aprendemos a plantar, colher e armazenar alimentos. Descobrimos plantas e raízes como alimentos carregados de muita, muita energia.

Também passamos a desenvolver a PECUÁRIA, domesticamos, adestramos, sedentarizamos animais de várias espécies, que permanecem bem próximos de nós, assim não precisamos mais sair à caça para obter carne (proteína e gordura), basta ir até o quintal.

Antes, o homem era obrigado a caminhar pela terra, à procura de alimento. Quando escasseava em um local, levantava acampamento e saía em busca de outro território onde encontrava (ou não) mais "caça e coleta".

Vida dura.

Contudo, não ficou muito mais fácil nossa vida como agricultores e "pastor-de-ovelhas". Plantas não caminham e carregar animais de um lado para outro, cuidando, alimentando, não era razoável. Isso fez o ser humano ficar obrigatoriamente preso à terra com vegetais e animais, tendo a esses por novos companheiros, vizinhos.

Graças à curiosa e bem-vinda novidade, após milhões de anos vivendo sem grandes surpresas neste mundo, obrigou-se o homem a alguns novos conceitos:

- *Propriedade* como um pedaço de terra (dele) para se fixar.

- *Trabalho* para cuidar dessa terra, preparar, irrigar, plantar, proteger, colher, armazenar, distribuir, comercializar, cozinhar e comer uma alimentação diferente de toda existência anterior.

- *Guerras* para proteger propriedade e trabalho, não mais apenas a vida em encontros furtivos pelo mato.

- *Virgindade* para garantir propriedade e trabalho a herdeiros genéticos e não para desconhecidos oportunistas.

- *Família* para... muitas coisas boas.

"Apenas como provocação, conceitos que são desenvolvidos e detalhados em outros livros do Programa SUPERCONSCIÊNCIA/FAMÍLIA DO FUTURO".

Capítulo **VI**

AS PRIMEIRAS GRANDES CIDADES

Animais transformados em nutrientes com constituição física um pouco diferente do que eram devido a domesticação, adestramento, confinamento, sofreram, principalmente, aumento da gordura corporal e diminuição da massa muscular. As plantas se tornaram mais fracas. Todos não precisaram mais competir pela sobrevivência no novo ambiente.

Antes selvagens, os animais e plantas passaram a viver nova sistemática, o que levou em curto espaço de tempo a significativas modificações biológicas e energéticas. Passaram a ser cuidados, "mimados".

Pesquisas arqueológicas descobriram corpos humanos mumificados dessa época. E é curioso observar que cientistas encontraram neles algumas das doenças crônico-degenerativas atuais, inclusive obesidade.

Legiões de soldados do Mundo Antigo eram capazes de conquistar territórios cada vez distantes, sustentados a pão e sal. O pão na Antiguidade era uma "pedra de energia" rico em glicose, minerais e fibras, carregado em bolsas junto ao corpo, como energia portátil. Um bom alimento desenvolvido a partir de uma gramínea, conhecida como trigo, contudo, completamente diferente do trigo que existe hoje. Dele agora resta apenas o nome, já que foram incorporadas enormes modificações genéticas produzidas pela ação humana, mas essa conversa é para depois.

O sal tinha uso mínimo. A função maior era a preservação dos alimentos e até então pouco imaginada como "tempero". Pense: sal é tão ruim para a vida que nenhuma bactéria quer comer nem conviver. Por isso, com sal, o alimento demora muito mais para apodrecer.

A palavra salário tem origem na cota de sal que soldados romanos recebiam periodicamente, a fim de preservar a qualidade dos alimentos que levavam, e isso ajudava a manter o alimento comestível por mais tempo e ainda viver para contar.

Essa era a principal função do sal antes do surgimento da geladeira, coisa que aconteceu apenas há um século. Conservar comida. Imagine a importância disso para enfrentar um passado, no qual sobreviver significava encontrar caça e coleta todos os dias. Hoje reclamamos que precisamos ir ao supermercado ou a um restaurante, e nem sequer paramos para pensar de onde vem o alimento. Necessitamos de sais minerais para a vida, fundamentais para nosso metabolismo, mas... o sal do saleiro é outra (triste) história.

Não havia mercado ou açougue ali..., depois daquele morrinho, ou, como hoje, ali..., na esquina, em muitas esquinas. Não era nada fácil.

Apenas no século XV, passamos a conhecer maior produção e comercialização mundial do açúcar, principalmente da cana-de-açúcar, o que logo se tornou parte de um importante comércio para a história.

No Brasil, foi fundamental fonte de riqueza a partir do século XVI, principalmente no Nordeste, com os engenhos de cana em forte ligação com a escravidão negra e a história holandesa em nosso país.

Sim, sobremesas são conhecidas desde o Antigo Egito. Faziam-se doces com mel e frutas. Na Índia, o açúcar foi utilizado pela primeira vez como ingrediente para culinária. Na Europa medieval finalmente surgiu a primeira CONFEITARIA da história. Quando me refiro a tal fato, reporto ao início da abundância de "glicoses" com tamanhos, formatos e cores variadas, não apenas mel e frutas. Pela primeira vez na história humana houve utilização de alimentos para um prazer cada vez maior, não mais apenas para a sobrevivência. Um sistema alimentar como sinal de riqueza, ostentação, satisfação, desejo, segurança energética..., comércio, dinheiro e lucro.

Ainda aqui, como na Roma antiga, o trigo era apenas uma gramínea silvestre domesticada, cuidada, protegida, desejada, cobiçada. Era o verdadeiro "pão nosso de cada dia", repleto de energia.

Muito bem, agora vamos pensar juntos: se precisamos de cem mil anos para construir uma pequena mutação genética adaptativa aos alimentos e ao meio; se dez mil anos são insuficientes para nos permitir proteger de transformações mais profundas ocorridas em nossa alimentação, com o advento da agricultura, pecuária..., o que dizer dos acontecimentos ocorridos nos últimos *cinquenta anos*?

Um gigantesco e progressivo desequilíbrio nutricional provocado nos últimos tempos pela indústria alimentícia, muito jovem ainda pelo decorrido da história humana, trazendo refino; processamento cada vez maior dos alimentos; manipulação genética; ainda, perdas de nutrientes no transporte dos alimentos *in natura* por longas distâncias; perda de nutrientes no acondicionamento e preparo para venda de produtos finais, principalmente, os conhecidos como *conveniência* (de grande importância para o maior lucro das indústrias e acionistas), todas comidinhas portadoras de baixíssima qualidade nutricional; mais a progressiva exaustão do solo e do meio ambiente, que não conseguem acompanhar demandas e exigências para a produção e mercado.

Mais uma brincadeira de mau gosto: Quem acredita que existe uma quantidade razoável de frango em *nuggets* de frango?

A velocidade e a intensidade dos meios tecnológicos de processamento tornam difícil para um produto final guardar identidade com a matéria inicial, somados a grande adição de sal, açúcar refinado e gorduras ruins para diversas finalidades, que não comentarei agora.

Quando na Antiguidade encontrávamos uma macieira selvagem, prontamente coletávamos uma maçã, contudo, só se estivesse madura, pois éramos atraídos por cores, odores e a lembranças de sabores.

É no processo de amadurecimento *in loco*, na natureza, que predominantemente se formam os macros e micronutrientes. Não há motivo para isso, antes ou depois que a fruta caia ao chão. Ela deve ser colhida quando o amadurecimento está completo. Amadurecer é crescer, receber força e energia para cumprir funções biológicas.

Lá estava a maçã madura, selvagem, porque também lutava para sobreviver naquele meio. Pequena, corajosa, ao redor de tantas outras igualmente guerreiras e selvagens. O aspecto ruim de tanto apanhar das circunstâncias naturais é o que a tornava forte, valente e riquíssima em nutrientes. Assim como nós crescemos no sofrimento (Será?).

Hoje para uma maçã chegar à mesa com cara de comida é colhida ainda verde, crescida em uma fileira de muitas macieiras protegidas, mimadas, fracas e sem a formação adequada de poderosos nutrientes.

Nossos vegetais são poupados ao máximo da competição que os tornavam espécimes tão preparados e ricos, hoje são cultivados em solo cada vez mais cansado, pobre e exaurido. Perdem ainda nutrientes no tempo que levam a caminho do mercado; enquanto ficam à espera até você decidir comprá-los; até você levá-los para casa; até você resolver comê-los quando estarão mais para uma massa amorfa do que o excelente alimento que eram (ou poderiam ter sido), contudo, ainda assim, possuem bons nutrientes, fibras importantes, vitaminas, antioxidantes, mas nunca serão como "aquela velha maçã selvagem".

Coma maçã e todos os vegetais atuais, modificados, mas ainda fazem muito bem para a construção e manutenção do nosso corpo.

Quais as consequências disso tudo, para nós?

- Desequilíbrio nutricional. Em 50 anos não conseguimos tempo genético suficiente para a adaptação a tantas mudanças nos alimentos. O que são cinquenta anos para uma necessária modificação no DNA?

- Nada.

O que mais?

- Déficits em nossos mecanismos protetores devido à nutrição celular insuficiente (nutrição é material para cada uma de nossas células), como resultado, FOME CELULAR – um conceito nutricional atual.

Nossas células com fome pedem, imploram permanentemente ao cérebro, grande chefe do corpo, sempre mais e mais nutrientes. As funções orgânicas estão geralmente inadequadas, claro, não há material de qualidade ou suficiente para trabalhar.

Podemos imaginar nossas células lutando umas com as outras por magnésio, aminoácidos, cálcio etc. Na falta, só pode dar briga.

Leia-se como "briga", muita inflamação, um risco tremendo para todos os sistemas e aparelhos de nosso organismo. Danos cardiovascular, respiratório, digestivo, urinário, endócrino, neural, locomotor...

Some isso a desequilíbrios metabólicos e hormonais, não há organismo que aguente tamanha carga de açúcares – glicose – durante todo o dia, todos os dias, o baile de sobe-desce nos níveis de insulina, hormônio esse responsável por colocar a glicose para dentro das células e, de quebra, também os ácidos graxos – gorduras – para dentro das células adiposas (células reserva de gordura, além de outras tarefas).

Some-se a isso, como já descrevi, o aumento significativo na ação dos radicais livres de oxigênio sem o contrabalanço da proteção de poderosos antioxidantes, quase ausentes em nossos pratos, mais a obesidade aparente (e escondida), igual a..., DOENÇA.

A que me refiro quando digo obesidade aparente e escondida?

- Muita gente olha um obeso como se ele fosse doente (mais adiante vou expor melhor minha opinião sobre obesidade e doença). Afirmo aqui por ora: – "Todos estamos doentes, ainda sem sintomas, ainda sem saber. Todos nós estamos em grande risco".

Na realidade obesos ou magros, todos sofremos com má alimentação. Estamos inflamados, inchados, apesar de a gordura maior do obeso machucar ainda mais, no entanto, há dano progressivo em qualquer pessoa. Obesos ou magros morrem por infarto, AVC (derrame), cânceres diversos..., quer sejam jovens, adultos ou idosos.

Importante: obeso que pratica atividades físicas é mais saudável, tem menos chance de ter problemas de saúde que o magro sedentário. Isso diz muito a favor da atividade física. Tratarei melhor disso pouco mais adiante.

Quando um magro falece por qualquer um desses males da atualidade, muitos ficam chocados e surpresos, como se morrer com doenças crônico-degenerativas fosse apanágio da obesidade.

Enquanto escrevo este livro, lembro-me de dois conhecidos brasileiros que faleceram por infarto fulminante, ambos com 66 anos de idade, respeitados, queridos e famosos. Luciano do Vale, jornalista esportivo, obeso; e o ator de filmes e novelas José Wilker, um sujeito bastante magro. O quanto deixamos de vê-los produzir, atuar..., nos emocionar?

- Quantos anos de vida foram jogados fora por desinteresse, descuido e desinformação quanto ao poder da vida nos alimentos?

MORTES DESNECESSÁRIAS, ABSOLUTAMENTE DESNECESSÁRIAS!

Estamos morrendo cada vez mais cedo. Quando sobrevém longevidade cada vez maior para tanta gente, nunca é sem uma obrigatória coleção de medicamentos e limitações. Que adianta viver até cem anos, com dor, dificuldade, mais na companhia de médicos e receitas do que pela alegria dos netos?

Capítulo **VII**

QUE ANIMAIS, QUAIS ALIMENTOS

Herbívoros são animais que se alimentam de ervas. Obtêm nutrientes diversos a partir das plantas para crescimento, produção de energia e sustentação da vida. Plantas ricas em fibras, vitaminas, fitoquímicos, sais minerais, gorduras vegetais, proteínas, carboidratos *complexos* – açúcares naturais. Não comem carne, bastam plantas.

Carnívoros são animais que se alimentam dos herbívoros. Carnes (ricas em proteínas, gorduras saturadas, sai minerais e carboidratos na forma de reserva – glicogênio). Não comem mato, mas, comem quem alegremente comeu mato (esse mato que comeu a "terra").

Plantas produzem energia com a ajuda de raios do Sol – fotossíntese – e retiram nutrientes que precisam do solo. Animais produzem energia a partir dos alimentos. Todos fazem parte da cadeia alimentar: do solo para as plantas, das plantas para os herbívoros, desses para os carnívoros e onívoros (aqueles que se alimentam de plantas e animais – nós!).

Onívoro visto mais de perto:

- Animal que durante a evolução desenvolveu capacidade para se alimentar não apenas de vegetais (carboidratos complexos, fibras, gorduras vegetais, proteínas, vitaminas, sais minerais), também aprendeu a comer carne (proteínas, gordura animal, minerais, glicogênio), obtendo mais vantagem material para a produção de energia e garantia de outros nutrientes. A oferta maior de proteínas ajudou alcançar maior desenvolvimento físico e principalmente neurológico central.

Esse maior crescimento cerebral, propiciado pela nutrição diferenciada, somada a peculiaridades ambientais e relacionais, fez surgir o homem nessa cadeia espiral progressiva de energia e sobrevivência.

Somos uma adaptação genética evolutiva e tanto.

Portanto, o onívoro, por ser herbívoro e carnívoro em um só indivíduo, aproveita muito mais as riquezas da natureza. Uma vantagem enorme que se iniciou com pequenos grupos humanos, soltos pela terra, alimentando-se inicialmente por muito tempo de folhas, frutos e *restos de outros animais.* Até se tornarem grandes caçadores, além de coletores que já eram, dominando pouco a pouco toda a cadeia alimentar. Hoje mantemos essas características alimentares consumindo tanto vegetais quanto animais.

Vamos ao que interessa.

Nos últimos cinquenta anos convivemos com alimentos muito modificados, com novidades salgadas, açucaradas e gordurosas. Dia após dia nesse insignificante período de tempo, se considerarmos os milhões de anos do nosso percurso na Terra, infelizmente passamos a conhecer outro tipo *humanoide*, que se alimenta de TUDO que encontra pela frente, até o que lhe é escondido. Seja refinado; processado; engordurado; açucarado; salgado; violentado; enojado; criado; geneticamente modificado..., em quantidades cada vez maiores; volumosas; enormes..., gigantescos rodízios de qualquer coisa que possa existir de "porcaria"!

ATENÇÃO:

- Conhecíamos animais que classificávamos como herbívoros, carnívoros, onívoros. Atualmente, cada vez mais, encontramos lixívoros:

- Ainda vistos como humanos, contudo, comedores compulsivos de comida ruim; comida lixo; comida industrializada; comida que nem é comida, muitas vezes só colorida, cheirosa e muito gostosa, apetitosa.

- Carboidratos simples, SAL, AÇÚCAR e GORDURAS dos piores tipos, mais um mundo de aditivos; conservantes; agrotóxicos; pesticidas; hormônios; medicamentos etc., e CALORIAS, muitas calorias.

Um grande mal: nossos filhos estão cada vez mais ligados a comida industrializada e, pior, com os olhos muitas vezes fixos em pobres programas de televisão, conectados e distraídos por computador; celular; engordando; adoecendo; parados; letárgicos; sedentários; inebriados; viciando-se nesse tipo de comida; comportamento; dores, ilusão. Comida que mal se pode chamar de comida, contudo deliciosamente preparada para transformar crianças em adultos consumidores compulsivos por toda a vida. Lucro fácil e quantificável nas ações da bolsa de valores. Gigantes contas de investimento e marketing:

- "É impossível comer um só".
- "Coma sem parar".

Já ouviu algumas dessas frases publicitárias em horários reservados a programas infantis? Eu pergunto: "Onde estão os pais"?

- O pai deve estar em algum boteco com amigos, comendo salgados, sanduíches, tomando muita cerveja. A mãe, animada com amigas em qualquer confeitaria, rodeadas de tortas, doces, bolos, salgados...

Exagero meu?

- Sim! Em parte. Noutra parte, maldade mesmo.

Contudo, exagero apenas para chocar, porque o problema é muito grave e precisamos nos assustar para enfim promovermos as mudanças que merecemos. Nossos filhos merecem. É responsabilidade de adultos, pensarmos em soluções.

Fato!

- Muita gente sofrendo por desconhecimento e vivendo a vida como se nunca houvesse amanhã!
- Visões de curtíssimo prazo, até a próxima torta, a próxima pizza, ou próximo "churras" com muita cerveja. Alimentos impróprios até para outros animais – não humanos.

É verdade, dizem por aí que eu bato forte. Sou médico, lembra?

- Injeção dói, mas urge!
- Vou bater até todos acordarem desse transe "hiperglicêmico".

Existem diversos materiais gráficos alertando sobre o tema da boa alimentação. Muita gente preocupada. Assisti a um vídeo muito interessante que tratava desses assuntos com bastante qualidade. Um desenho animado muito bom, rico e verdadeiro, contudo, pouca gente deu a devida importância. Por quê?

- Porque parecia brincadeira de tão "educadinho e bunitinho". Desculpe, para acordar alguém às vezes precisamos berrar, sacudir, derrubar da cama. Por isso sou forte (grosso).

"Vou gritar até você me ouvir".

Uma coisa é apontar que devemos e podemos aproveitar os prazeres da vida aqui e agora, contudo, devo dizer que não se brinca com alimentos, saúde e principalmente com a vida de nossos filhos.

Sim! Temos por obrigação viver bem o hoje, contudo, precisamos agregar fundamentos de valor a nossa vida, e uma visão maior. Devemos passar rapidamente para um melhor tipo nutricional-alimentar, comportamental-emocional. Vamos melhorar nossas escolhas.

Lembre-se: a partir de todos (herbívoros, carnívoros, onívoros – e até mesmo das plantas), os nutrientes voltam para a terra, iniciando novos ciclos. Uma verdade, há milhões de anos. Voltaremos para terra, em diversos sentidos. Que sejamos nós a melhor matéria, os melhores nutrientes para o Universo.

Capítulo VIII

Problemas ao Longo do Tempo

Resultados da nossa evolução.
- O que nosso corpo recebe?
- O que nosso corpo precisa?

Sabemos que, para "funcionar adequadamente", necessitamos de vitaminas, sais minerais, fibras, proteínas, carboidratos complexos, ácidos graxos, antioxidantes, água, fitonutrientes e tantos outros elementos da natureza.

No entanto, recebemos todos os dias produtos industrializados refinados, alimento geneticamente modificado, até mesmo frutas e outros vegetais processados; aditivos; conservantes; hormônios; medicamentos; contaminantes ambientais químicos e biológicos, agrotóxicos, pesticidas e uma carga exagerada do que chamo "tríade maldita": sal, gordura saturada em excesso e açúcar refinado.

Não há organismo que dê conta disso, ao longo do tempo.

Sobre o pão e leite – nosso café da manhã de todo dia – escreverei mais adiante. Vamos logo para uma pergunta interessante:

O que faz o gado no pasto?

- Resposta: Fica "na engorda"!

Importa saber, quando hoje compramos carne, levamos junto uma quantidade extra e exagerada de gordura saturada. Extra, porque antigamente éramos caçadores coletores, encontrávamos na natureza animais selvagens que viviam lutando para sobreviver, exercitando um poderoso corpo todo dia. Bastante ativos, esses animais possuíam cerca de 4% de gordura corporal. Atualmente nossa pecuária faz com que portem 25 a 40% de gordura, um exagero a mais que nosso fígado sofre para metabolizar quando nos alimentamos deles. Vinte e cinco por cento da gordura saturada está presente no gado que é tratado solto no pasto, conhecido como gado verde. Contudo, 40% de gordura é a média presente naquela que é chamada carne marmórea, produzida pelo gado confinado (preso, sofrimento sem limites para esse animal).

Antes de estragar ainda mais seu apetite, lembre-se que são seres vivos, também possuem, assim como nós, um sistema neural límbico – emocional – e sem darmos a menor importância, os afastamos dos filhos, famílias, parceiros, são mantidos absolutamente isolados até o terrível abate. Será que vale o (nosso) prazer de uma refeição?

- Sim, precisamos comer e alimentar milhões de pessoas, realidade incontestável, porém, poderíamos pensar diferente como fazê-lo. Insisto e muito nisso.

Neste livro, aprendemos a comer melhor, então, precisamos também aprender a "respeitar o que comemos". Calma, apenas um comentário, agora respire e vá até a geladeira tomar um copo d'água antes de continuar. E não olhe para a carne no congelador (maldade minha).

Quando olhamos o cardápio em uma churrascaria sofisticada e cara, em muitas cidades do mundo, podemos encontrar a opção "carne marmórea". Leva-nos a pensar: Deve ser muito boa, pois além de cara o nome é interessante.

- "Garçom..., que carne é essa"?
- "É uma carne muito especial, produzida com altíssima qualidade, uma palatabilidade inigualável. O senhor merece"!
- "Hummmm! Eu quero"!
- "Excelente escolha. Ela tem origem em gado confinado, um tratamento muito 'especial'".

Acredite: comemos sem saber ou pensar que ela é metade carne, metade gordura saturada (50 + 50%).

Oferecemos ao corpo elevada carga de energia em modo lipídios, a qual teremos que dar conta de digerir, até a próxima refeição.

E o frango?

- Garanto a você que pesquisei e ainda não encontrei evidências da utilização de hormônios que expliquem o maior crescimento desse bicho, hoje em dia. Dizem que são rações especiais e modificações genéticas, ainda assim, não se justifica como uma ave tão pequena pode desenvolver musculatura tão desconcertantemente robusta.

Brinco ao dizer que gosto muito de coxa e sobrecoxa, mas me assusto quando ao levantar a tampa da panela me deparo com o que parece um fisiculturista esquartejado, cozinhando em molho de tomate.

Como pode um ossinho tão pequeno dessa frágil ave suportar as necessidades de uma musculatura tão poderosa?

- Não fazem musculação no aviário antes do abate. Esse tratamento, sempre também com muito sofrimento para elas.

Conheci produtores, donos de aviários, que contaram receber ração importada com a qual alimentam os animais. Entretanto, dizem que não comem as aves que produzem, apenas aquelas criadas soltas, conhecidas galinhas caipiras. Magrinhas, com carnes mais rígidas e com palatabilidade não tão comercializável assim. Curioso, não é mesmo?

Carnes suínas são saudáveis e é boa opção incluí-las nas dietas, no entanto, sempre devem ter garantia de qualidade e origem.

Desde muito tempo o porco é conhecido como transmissor de graves doenças parasitárias ao homem. Bem, pensar em qualidade é para tudo, afinal, não só de porco vivem os parasitas.

Qualquer criação pode produzir doença nos seres humanos.

A produção animal deve ser controlada desde a origem. O acompanhamento biológico-sanitário deve durar por todo o processo de produção, preparo e armazenamento, até o momento da venda.

A isso devemos sincero agradecimento à Indústria de alimentos – e aos controles governamentais.

Assim também os peixes muitas vezes são contaminados pela poluição ambiental e carregam a pecha de baixa qualidade e riscos à nossa saúde. Não são mais peixes selvagens, mas produtos de criadouros.

Como exemplo o salmão, reconhecidamente saudável pela grande quantidade de gordura dita boa, e comprovadamente boa. O propalado ômega-3. Mais adiante comento as controvérsias sobre as qualidades.

Vamos brincar um pouco?

- Quando Deus lá do céu jogou o salmão na imensidão dos mares, imediatamente ao lançá-lo se deu conta que o peixe iria congelar em águas tão profundas. Deus é poderoso, jogou com muita força e vontade, e disse: "Haja peixe"!

- À medida que o bicho descia pelas águas, Deus em maravilhosa sabedoria o presenteou então com ômega-3, um óleo que não congela, o que permitiria assim a sobrevivência naquele intenso frio.

- Já, o salmão do mercado é criado em cativeiro, "regado" com cereais – nada a ver com os propósitos de Deus. Não é mais o belíssimo exemplar selvagem, rico em nutrientes. Até a coloração "salmão" característica da carne é artificial, falsa.

Afirmo!

- "Continue comendo salmão como come aquela maçã, assunto comentado lá atrás, contudo, comece a entender porque hoje muitas vezes precisamos complementar nutrientes em nossa alimentação diária".

ENTENDA PORQUE HOJE PRECISAMOS COMPLEMENTAR A NOSSA ALIMENTAÇÃO DIÁRIA

Os alimentos atualmente são mais pobres em nutrientes e nosso corpo biológico não teve tempo hábil para se adaptar a tantas e tão rápidas transformações criadas pelo homem.

Frutas e verduras devem ser adequadamente manipuladas, livres de bichos e químicos. Vegetais orgânicos vieram para ficar, porém, devem ser muito bem lavados antes do consumo, pois o modo natural de adubagem você, acredito, não quer saber detalhes.

Limpe-as!

Deixe verduras, legumes e frutas imersas durante 15 minutos em água potável com hipoclorito de sódio a 2,5%. Para ser segura, eficiente contra vírus e bactérias, deve-se obedecer à proporção de uma colher de sopa rasa e em um litro de água potável. Depois lave muito bem em água corrente. ATENÇÃO. Muita gente não segue essa orientação e utiliza quantidade muito acima do que é considerado adequado à saúde. Não é qualquer alvejante que pode ser utilizado.

Entre todos os alimentos que comentamos até agora, qual o que mais necessitamos, qual o mais importante?

- A água.

É considerada nutriente, também contém diversos minerais, eletrólitos e, apesar de não fornecer energia, experimente viver sem ela.

Se estiver contaminada com bichinhos você encontrará proteínas etc. (medo). Melhor não. Brincadeiras à parte, cuidados sanitários com a água é sempre um bom fundamento para a saúde e a qualidade de vida.

Muitas mortes ocorreram e ocorrerão até o Homem aprender a importância de cuidar da água e da higiene. Hoje, existem mortes desnecessárias ainda em muitos lugares por falta de sanitarismo – vergonha.

Aspecto prático do ponto de vista nutricional: água dá saciedade, isto é, ajuda a não sentir fome. Porque, além do volume ingerido, muitas vezes sentimos sede e nosso corpo pode confundir com "falta de comida". E lá vamos nós para a geladeira, atrás daquela "lasanha congelada".

Pensamos estar famintos, mas o que mais falta é água.

Está com fome?

- Beba um grande e maravilhoso copo d'água.

E..., se for fome?

- Tranquilo, a "lombriga-ansiedade" volta logo.

Um dos pontos importantes a considerar para esse modelo de fome é que existe muita água nos alimentos, principalmente nas frutas. Daí parte da confusão cerebral na interpretação das necessidades:

- Estou com sede ou fome?
- É "fome de água" e acabamos comendo pizza, macarrão...

Em termos de hidratação, tomar um copo d´água ou comer uma fruta pode dar no mesmo. Mais ou menos, essa afirmação. Por algum motivo mágico água pura produz benefícios importantes ao nosso corpo mesmo que igual quantidade de água esteja presente em um alimento. Uma melancia, por exemplo.

Hummm. Água, apenas água. Faz muito bem para você.

> **QUER SER FELIZ? – BEBA MUITA ÁGUA**

Água também é o veículo que ajuda a levar os nutrientes para todas as células de nosso corpo e, de quebra, faz toda a limpeza, trazendo detritos para fora, filtrados pelos rins, excretados nas fezes, também através da pele, por meio do suor, e até pela respiração.

Hidrata lubrificando a pele, articulações, ajuda a manter a temperatura corporal. Não cabe citar aqui tantas funções e qualidades da água.

Por agora basta. Fato: sem água, nada funciona direito.

Desidratação – falta de água suficiente para o corpo funcionar bem – um grande mal. Atinge a todos que se descuidam dela, e de maneira ainda mais importante e séria para crianças e idosos.

Todo ser humano nos extremos da idade possui menos capacidade para gerenciar a quantidade de líquidos corporais e perceber se está ou não saciado. Assim, a prática da ingestão de água, mesmo sem sede, é boa alternativa preventiva.

Muitos idosos podem estar com fraqueza, doenças diagnosticadas nas áreas do equilíbrio, cognição, entre tantos problemas comuns para a idade, e esses transtornos podem ser apenas a redução da ingesta de água. Portanto, vá lá agora, e afogue seus avós... (Risos).

Crianças também têm maior risco de desidratação, pela imaturidade neural ainda incapaz de buscar equilíbrio hídrico ideal, mas geralmente por descuido dos adultos cuidadores, principalmente no verão, ou o excesso de roupas em qualquer situação.

São muitas as doenças que podem ter origem na falta da ingesta de água. Portanto, problemas evitáveis. Ah, ok, assim como eu, você não gosta de água?

- Verdade, eu não gosto do sabor da água.

Há alguns dias, estava com uma das minhas irmãs em um Shopping e fomos tomar café. Ela pediu uma garrafa de água mineral. Sem pestanejar, abriu a bolsa e retirou um pacotinho de adoçante. Três gotas no copo e Shazam! – A água perdeu aquele gosto, para mim, ruim. Passei a usar essa estratégia utilizando o adoçante Stévia[1]. Parece ser uma boa opção para adoçante.

Outra boa ideia é dar à água um leve e delicado toque de múltiplas e agradáveis cores, odores e sabores, utilizando para isso diferentes vegetais. O resultado, muitas vezes, é de bom gosto e um belo visual.

FATO: BEBA ÁGUA TODOS OS DIAS – TORNE ISSO UM HÁBITO

---

[1] A natureza vive nos presenteando, e a Stévia é um desses doces presentes para nós. Com capacidade de adoçar 300 vezes mais que o açúcar, a planta não possui calorias e é diurética. Seu princípio doce, o glicosídeo, foi isolado na Alemanha em 1908, mas índios Guaranis já a usavam, por conter propriedades medicinais. A ação hipoglicêmica estimula a secreção de insulina, reduzindo o nível de glicose no sangue. Por isso alimentos adoçados com Stévia podem ser muito importantes na dieta de diabéticos. Disponível em http://stevita.com.br/o-que-e-stevia/

Capítulo **IX**

Consequências da Má Alimentação

"Fadiga; esgotamento; debilidade; anemia; sonolência; insônia; hiperatividade; mau humor; depressão; angústia; estresse; nervosismo; raquitismo; magreza; baixo peso; cáries; alergias; asma; bronquite; renite; eczema; psoríase; colesterol e triglicérides elevados; varizes; trombose; fome; descontrole do apetite; excesso de peso; obesidade; desnutrição; pressão alta; aterosclerose; infarto; embolias; derrame cerebral; hipotensão; gastrite; úlcera; má digestão; hérnia de hiato; refluxo; esofagite; colite; prisão de ventre; enjoo; má absorção; pólipos; divertículos; hemorroidas; fissuras; cálculos biliares; *diabetes mellitus*; hipoglicemia; cefaleia; enxaqueca; câncer; hipotireoidismo; esclerodermia; esclerose múltipla; ressecamento da pele e anexos; artrites; reumatismo; lúpus; dores articulares; cáries; osteoporose; dificuldade de ovulação; problemas neurológicos; demência; neurites, infecções bacterianas e virais diversas e com maior frequência..." Quer mais?

Uma lista aparentemente, infelizmente, sem fim.

Antes de me xingar, lembre-se que não estou afirmando possuírem causa específica e única na alimentação. Vamos seguir, então?

Gosto de falar sobre fadiga, esgotamento, agressividade e tantas outras fraquezas que muitas vezes estão relacionadas apenas a um estilo de vida estressante, contudo, podem encontrar fundamento na alimentação, com base em persistente hipoglicemia (baixo açúcar no sangue) pela reação metabólica em resposta à alimentação açucarada.

Poderia escrever sobre cada uma dessas doenças e problemas. Contudo, não é meu objetivo.

Mesmo não sendo, não posso deixar de tocar em alguns pontos, apenas para provocar o pensamento.

Impressiona-me a quantidade de pacientes no meu consultório declarando-se portadora de hipotireoidismo – um problema de saúde devido à diminuição na produção de hormônio tireoidiano – e já convivendo com um ou mais remedinhos.

Importa conhecer a teoria sobre uma das causas prováveis desse significativo aumento no número de pessoas com hipotireoidismo?

- Em nosso ambiente natural há carência de iodo, elemento químico essencial para a produção do principal hormônio pela glândula tireoide, muito importante à vida.

Como consequência antes das décadas de 1960, 1970, era alta a incidência de bócio e obesidade na população. Bócio é o aumento no tamanho da glândula tireoide, localizada na região anterior do pescoço, aumento esse provocado na tentativa de compensar a baixa produção hormonal – hipotireoidismo.

Muitas pessoas sofriam pela carência de iodo ingerido e o consequente déficit persistente na produção de hormônio tireoidiano (T4) gerando sintomas e um sério problema de demência em crianças, quando a doença alcançava mulheres durante o período gestacional.

O governo, de modo inteligente, acrescentou iodo ao sal, como maneira de suplementá-lo, já que muitos estavam acostumados a utilizar sal no preparo de alimentos. Excelentes resultados, praticamente resolvendo o problema.

Porém, naqueles idos, as pessoas aplicavam uma pitada de sal na comida. Pitada significa: – "PUQUINHO"; – "PUQUITINHO"... Eu não sabia, fui pesquisar: pitada é apanhar um pouco de sal entre o polegar e o indicador e esfregar levemente os dedos, deixando cair bem pouco sal sobre a comida, a qual se quer enaltecer o sabor. "Bem pouco".

Hoje, as pessoas despejam uma quantidade enorme de sal na comida e ainda acham pouco. Usam, usam, usam..., cada vez mais. Acostumam-se rapidamente com o novo paladar e não conseguem manter a anterior pequena e adequada quantidade. Aumento inconsciente. Eleva-se cada vez mais a carga para perceber de volta o mesmo efeito.

O governo, ao compreender o problema, viu-se obrigado a tratar muita gente, fazer campanhas, implorar às pessoas para retirarem o saleiro da mesa. Em reposta percebeu que conversava com surdos, inconscientes, loucos. Muitos conhecem a gravidade do tema e fingem que é realidade apenas "N*oszoutros*". Sabem das consequências, no entanto, não acatam. Todos ouvem, quase ninguém escuta.

O dono de um restaurante – não recordo onde – usou criatividade para burlar uma lei proposta com a intenção de criar consciência. Houve proibição para os restaurantes colocarem saleiro nas mesas. Ele fixou um barbante no teto, sobre cada mesa, e amarrou o saleiro na ponta inferior ao alcance das pessoas. Legalmente, o saleiro não estava na mesa como exigia a lei, mas "voando pelas cercanias". Portanto, ele não podia ser autuado nem penalizado e os clientes adoraram a ideia.

Muitos acham que o governo não deve se meter com a liberdade de cada um. Concordo..., mas quem paga a conta dos danos à saúde da população em geral e da baixa produtividade, absenteísmo etc.?

Loucura? – Estamos brincando com fogo e rindo como tolos, antes da "queimadura de terceiro grau".

O que mais espanta é que sim, rimos dessas coisas até precisarmos chorar pela morte de um parente, do amigo amado que é arrancado prematuramente dessa vida, do nosso convívio, do nosso afeto. Infarto fulminante, coitado. Não, não foi infarto, foi ignorância.

Ups. Sal na alimentação não mata diretamente, mas ajuda na "construção de muitas doenças". Hipertensão arterial é repercussão tratável mais conhecida e propalada atualmente, contudo, algumas vezes maligna. Sobre esse tema voltaremos adiante.

No velório do *passante* enquanto choramos e nos consolamos com outros hipertensos e "pré-passantes", mandamos goela abaixo um monte de salgadinhos repletos de sal e gorduras que a "tia" gentilmente trouxe para podermos suportar todo aquele tempo de despedida. E murmuramos a enorme perda "do-*ente*" querido.

Comemos também para aliviar a dor de estômago, pois esquecemos em casa o *omeprazol*. – "Ainda bem que a vizinha da 'tia' trouxe o antiácido, essa azia está me matando".

- "Alguém tem uma aspirina aí? – Estou com uma dor de cabeça..."

Perdoe-me o desvio e empolgação.

Retomando o assunto da onda de pessoas com baixa função tireoidiana, a utilização de quantidade exagerada do sal também eleva a de iodo ingerida. Iodo em excesso provoca uma reação de defesa no organismo. O sistema imunológico acaba atacando a própria glândula, levando à redução significativa na produção de hormônio tireoidiano. Essa é uma entre as muitas doenças conhecidas como autoimune e ganhou o sonoro nome de tireoidite de Hashimoto. Virou moda. Uma quantidade enorme de pessoas guarda uma caixinha de "remédio-prá--tiroide", mas não larga o sal – o vício do sal. Muitas vezes apenas por desinformação.

No momento em que escrevo este texto soube que foi derrubada a lei que procurava impedir o uso de saleiros nas mesas de restaurantes, apesar de pesquisas bem conduzidas terem comprovado a eficiência da lei na diminuição em até 70% do uso do sal pelos consumidores. Parabéns congressistas, parabéns lobistas..., "clientes", parabéns doença.

Podemos também tocar aqui em outro tema?

Também sofremos uma pandemia de "hérnia de hiato esofágico".

Explicando:

- Epidemia é quando ocorre grande surto de uma doença em uma determinada região, endemia é o nome que se dá quando em uma região existe a doença de modo permanente e pandemia é quando o problema atinge grande parte do mundo conhecido.

Hérnia é qualquer estrutura da nossa anatomia que esteja fora do lugar correto. No caso, nosso estômago *começa a fugir* por uma abertura (hiato) cada vez maior no diafragma (músculo da respiração..., e do soluço, *ik*, desculpe). Por que o estômago quer fugir? – Porque se forma um "hiato alargado", aumenta o buraco onde o pobre e maltratado esôfago atravessa o diafragma para desembocar no estômago. Porque acontece, é o que tentarei explicar agora – se é que seja possível acreditar que fazemos isto (e muito pior) com nosso corpo.

A comida vem para o prato (de onde e como vem nem sei mais); levamos à boca (quantidade muito maior do que cabe no garfo); mastigamos (duas e meia "mordidas", no máximo, muito pouco não é mesmo?); e engolimos num enorme bocadão. A gigante porção de alimento desce, enfiada, apertada, socada, por um tubo chamado esôfago, e depois de passar pelo tórax, entre os pulmões e por trás do coração (dando ali chutes e cotoveladas), atravessa o querido e manso músculo diafragma por um pequeno orifício (o hiato), chegando logo em seguida no estômago. Atenção! Essa descrição torna-se muito mais clara em uma churrascaria ou pizzaria de rodízio.

O esôfago conecta-se com o estômago no abdome onde se dará um tratamento maior aos alimentos que ingerimos, antes de encaminhá-los adiante, aos intestinos (sim, plural, são alguns intestinos).

O estômago tem um pH ácido (muito ácido, em torno de pH 2 em uma faixa que vai de zero a quatorze), ambiente capaz de promover a digestão dos alimentos, principalmente das proteínas.

O esôfago e o intestino delgado, respectivamente, tubos que vem antes e depois do estômago, não produzem ácidos e não são preparados para tolerar tamanha agressão. No estômago, existem mecanismos fisiológicos e estruturais que impedem a agressão pela acidez.

O alimento que passa adiante não deve retornar. Portanto, o que desce da boca e esôfago para o estômago não volta, assim como o que depois passa para o intestino não retorna ao estômago.

O fato é que o aumento considerável na quantidade de alimentos que ingerimos e a má qualidade deles têm provocado lesão na musculatura de sustentação do orifício no diafragma (hiato esofágico). A pressão exercida pelo estômago sobre o conteúdo, no processo de digestão, faz retornar parte do alimento embebido em suco gástrico, muito ácido para o esôfago, machucando, inflamando o coitado.

Massas refinadas em grande quantidade com molhos gordurosos adoram explodir a região. À medida que aumenta o "buraco", o estômago é pressionando para cima, sobre o local afetado, produzindo a hérnia.

Proteínas e vegetais ricos em carboidratos complexos, em menores quantidades, preservam e até ajudam a fechar o hiato, corrigindo a hérnia, restaurando a musculatura, resolvendo o problema que causamos. Modifique a alimentação antes de operar a hérnia de hiato.

Acredite e permita-me contar uma história:

Certa vez convidei uma senhora para um habitual jantar de negócios. No caminho, ainda no carro, percebi que ela trazia, além de um sorriso..., uma leve tosse. Indelicado, comentei:

- "E essa tosse"? (Bem característica de hérnia de hiato, pensei).

Ela, magra... (ainda) sorrindo, respondeu:

- "Fui a um pneumologista e ele disse ter visto na radiografia algumas manchinhas em meu pulmão, mas insistiu que está tudo bem".

Conversa esquisita.

De propósito escolhi um restaurante de massas. Muita massa (sal, gordura, carboidratos refinados ught). Foi meu "teste diagnóstico" (maldade) e noite péssima para ela. Eu, com consciência pesada, ela com aumento significativo da tosse e a azia que nos fez parar na farmácia.

- "Por favor, um antiácido e um analgésico para dor de cabeça".

Depois daquela experiência perguntei se ainda confiaria em mim. Como respondeu que sim, fui com ela ao pneumologista para eu olhar aquelas "manchas" – nada importante. Em seguida fomos a um gastroenterologista. Na endoscopia, lá estava a bela hérnia de hiato esofágico.

Perguntou se deveria operar, ao que respondi poderíamos tentar algo antes. Vamos tratar clinicamente e mudar aos poucos a dieta.

Ela topou. Um ano depois passou por outra endoscopia, apesar da tosse ter sumido há muito tempo, assim como a azia que tanto maltratava. Sumiram do prato massas com molhos gordurosos, salgados, açucarados, assim como baixou a conta da farmácia – para desespero da indústria farmacêutica e de todos os iludidos e adoecidos acionistas.

A medicina pode existir com menos remédios e cirurgias.

Nosso corpo tem grande capacidade de regeneração, recuperação e resgate. Somos biologia pura da mais alta qualidade, forjados passo a passo na Terra, há milhões de anos, com espetacular poder de autocura. Retire tudo que vem machucando, maltratando e ofereça a seu corpo material e energia de qualidade. Observe o que acontece. Não é mágica nem milagre, são defesas atuando como aprenderam a trabalhar durante muito, muito tempo, tempo maior que a própria existência do Homem.

Claro, há limite para essa recuperação, um ponto sem volta. Precisamos cuidado. Vamos iniciar a limpeza de suas artérias AGORA, ou vai esperar os primeiros ou às vezes os últimos sinais que você fez muitas escolhas prazerosas sim, saudáveis..., talvez nem um pouco?

Acredite. Amo você e quero ver você bem. Muito bem, muito feliz.

Capítulo **X**

SINERGIA DA DESTRUIÇÃO

Não é objetivo descrever todas as doenças provocadas pela má alimentação, menos ainda detalhar sobre elas ou ensinar medicina.

Lembre-se: este livro não é técnico, certamente contém falhas nesses temas tão vastos e polêmicos. Contudo, quero provocar o pensamento e juntos sermos capazes de criar mudanças que nos levem a uma melhor qualidade de vida, a um mundo melhor.

Desse modo, cito apenas algumas das doenças ou sinais e sintomas que considero importantes em gravidade ou frequência, sob escopo da *sinergia da destruição*. Sinergia significa unir, somar forças, tudo o que nos leva a, no caso até o agora posto, adoecer, sofrer, morrer. Um fator agressivo soma-se a outro, multiplicando consequências.

Você conhece alguém com pressão alta ou diabetes tipo 2, patologias encontradas com maior frequência no idoso?

Na faculdade de medicina aprendemos a perguntar para gente humilde, muitos vindos do interior do Estado, se quando faziam xixi no chão, trabalhando na roça, percebiam "juntar formiguinhas", o que levava à suspeita de diabetes (xixi docinho – repleto de glicose). O excesso de açúcar no sangue atinge um ponto que rompe a barreira do rim à saída de glicose e começa a "vazar" açúcar pela urina. Imagine uma barragem na qual a água sobe tanto que começa a passar por cima.

Hoje sofrem com diabetes tipo 2, não mais apenas "veinhos" avós, mas nossos pais, depois, pessoas cada vez mais jovens, atualmente até crianças com 11, 12 anos já apresentam esse mal, antes quase exclusivo das pessoas com mais idade, reconhecidamente, devido aos excessos de açúcares nos alimentos.

Damos balinhas e bolachinhas recheadas às nossas crianças.

Criança apresenta diabetes tipo 1, não relacionada aos alimentos, mas a doença autoimune ou infecções que agridem o pâncreas, diminuindo a produção de insulina desde o nascimento ou da infância.

A insulina é um hormônio produzido no pâncreas, responsável por "abrir as portas das células" para a entrada de glicose, combustível fundamental. Falta insulina, sobra glicose na circulação causando o estrago.

Muito triste. Provocamos diabetes com persistentes balinhas, bolachinhas, salgadinhos, pãezinhos, massinhas, arrozinhos às crianças.

Colesterol alterado! Conhece alguém que apresente níveis elevados? – E osteoporose que é a progressiva perda de cálcio nos ossos levando a enfraquecimento e aumento expressivo no risco de fraturas?

- Déficit de cálcio, uma pandemia crescente mesmo com tanto cálcio na natureza, em todo lugar. Dizem minhas pacientes: – "Como assim, tomo tanto leite, 'todo mundo' diz que faz bem, não faz"?

- Pessoas que apresentam osteopenia (diminuição inicial de cálcio nos ossos, fase anterior à osteoporose) afirmam surpresas, que tomam muito leite, diariamente, como se fosse o correto para evitar a doença.

Leite ajuda? – Mais tarde retomo o tema leite animal *versus* leite humano.

Há um imenso prejuízo provocado pela osteoporose exigindo cirurgias de alta complexidade, limitações progressivas de movimentos, diminuição das atividades em pessoas já debilitadas pela idade..., fortes fatores de morbidade e mortalidade. Sofrimento desnecessário.

Muita gente conhece osteoporose, uns por serem portadores, outros por ouvirem falar. Contudo, pouco é dito sobre *sarcopenia*, importante perda progressiva de massa magra (muscular), que não é só resultado da falta de exercícios físicos ou de movimentos que deveríamos realizar durante o dia, mas também pela carência de proteínas na baixa qualidade da alimentação.

Pão, arroz branco, macarrão, leite modificado de outros animais, bolachas, salgados, esse, aquele, *aqueloutro*... tudo pobre em proteínas.

A progressiva perda da massa magra gera fraqueza, enorme suscetibilidade para diversas doenças e risco de morte que vem se tornando exponencial em nosso meio. Duas pessoas com a mesma idade, sexo idêntico e compleição física semelhante, submetidas a uma mesma grande cirurgia, terá mais chance de melhor recuperação e sobrevida a que tiver maior massa magra – massa muscular. Estará mais protegida, mais bem sustentada, suportada pela boa carga proteica.

E, por fim, nesse breve rol de exemplos..., a demência.

- "Conhece alguém com Alzheimer"?

Trabalhos em Geriatria e Neurologia apresentam avanços significativos no conhecimento dessa enfermidade. Nada ainda muito claro, no entanto, as causas apontadas relacionam-se cada vez mais com hábitos de vida que poderiam ser muito melhores.

A demência é provocada por fatores estabelecidos desde muito tempo. Consequente a um acidente vascular cerebral – AVC (pela ruptura de aneurismas que são malformações ou lesões que enfraquecem a parede dos vasos que irrigam o sistema nervoso central), ou graças à formação de trombos (coágulos) no próprio local ou recepcionados ali como êmbolos (coágulos originários em outros pontos do corpo, como, por exemplo, em válvulas cardíacas danificadas ou fortes alterações no ritmo do coração). Eles viajam pelos vasos alcançando o cérebro, impedindo irrigação adequada dos neurônios de determinada região, o que leva ao dano e até à morte, dependendo da extensão.

Existem também êmbolos de gorduras liberados na circulação por traumas, acidentes. Células de gordura se desgarram dos tecidos lesados e viajam pelos vasos até o destino, algumas vezes o cérebro. São "torpedos do medo". AVC também pode ser consequente de infecções.

Todas as agressões por ruptura de lesões presentes nos vasos cerebrais são capazes de gerar demência e muitos carregarão sequelas para o resto da vida. Claro, naqueles que sobreviverem a tais eventos. Contudo, trombose e embolia são, muitas vezes, frutos de nossos "descuidos" com a alimentação. Assim como na hipertensão arterial, nas crises, a elevada pressão pode romper um aneurisma cerebral.

Importa-nos, aqui, comentar sobre uma espécie particular de demência progressiva e terminal. O temido Mal de Alzheimer.

Já se levanta suspeita sobre forte relação dele com a péssima alimentação, importante motivo para a evolução desse pesadelo, infelizmente cada vez mais presente na vida de todos nós.

Escolhas oxidantes, química industrial, venenos nas lavouras, e, principalmente, acredite: persistentes picos de insulina atuando, incomodando e ferindo o cérebro todos os dias, iniciando no hipocampo – importante área da memória – e espalhando "problemas" para todo lado. Uma boa explicação para que os sintomas desse mal se iniciem com perda de memória.

Fique com isso por hora, detalharei mais adiante o fator insulina.

Fiz apenas algumas provocações referentes a problemas muito frequentes encontrados em nossas casas (não precisariam estar ali, não deveriam estar) fazendo sofrer pessoas que amamos e a nós mesmos. Se não cuidarmos.

Capítulo XI

Eventos em Ação

Quais os fatores comprovadamente capazes de nos levar a viver bem após 50 anos de idade?

- Interessa isso a você?

- Depois contarei em que "situação" eu estava com 39 anos de idade, e como me sinto hoje aos maravilhosos 60 anos de paixão pela vida.

A Universidade de Stanford, USA, levantou tal questão há alguns anos, em relação ao que pode nos ajudar a viver bem, mesmo em pleno processo de envelhecimento. Pesquisas descobriram que:

- A medicina nos auxilia com apenas 10% desse processo. É capaz de nos manter vivos por mais tempo, no entanto, doentes, muitos arrastados com a ajuda de medicamentos, cirurgias, alguns sobrevivem gravemente enfermos, sem a ciência médica encontrar saídas ou curas definitivas para muitas das consequências lentamente construídas ao longo de anos, por tolices e maus hábitos.

- A genética, no momento da pesquisa, vivia auge e glamour, com muitos olhos e esperanças voltados ao Projeto Genoma Humano, mas descobriu-se que ela toma parte com apenas 17% das soluções possíveis. Pouca ajuda e segurança a mais do que a tão comemorada medicina para que as pessoas vivam melhor na senilidade.

- O meio ambiente onde vivemos colabora com 20%. Sanitarismo, despoluição, descontaminação..., limpemos a Natureza que nós mesmos sujamos e teremos razoável qualidade de vida e sobrevivência.

Agora, pasme:

- A opção por um bom *estilo de vida*, 53%. Sim, CINQUENTA E TRÊS POR CENTO para vivermos muito bem, após os 50 anos de idade. Maravilha: Estilo de Vida é uma ESCOLHA.

Sentimo-nos felizes quando estudos demonstraram o crescimento cada vez maior da longevidade, em todo o mundo. Vivemos mais.

No Brasil de 1960 a 2014, a longevidade saltou de 50,9 para 73,2 anos de idade e no Japão há muito já era alta, alcançando 80,8 anos[1].

No entanto, diferente do Japão, a longevidade no ocidente não é acompanhada de boa qualidade de vida. Vivemos por mais tempo graças a uma moderna medicina, antibióticos, melhores técnicas cirúrgicas, cuidados médico-ambulatoriais e sanitários.

Acorde: não nos deixam morrer, mas estamos cercados de médicos e medicamentos.

Preocupante: novos estudos dão sinais claros que começamos a regredir no avanço da idade. As agressões estão vencendo. Voltamos a morrer cada vez mais cedo. Infartos, acidentes vasculares cerebrais..., acometem grande número de... jovens.

Estamos perdendo a guerra.

> **ESTAMOS DIMINUINDO A LONGEVIDADE (REGREDINDO O NÚMERO DE ANOS EM NOSSAS VIDAS)**

Olhe um pouco mais para o oriente onde há muito tempo é admirada a longevidade saudável. Logo vem à mente a imagem de idosos sorridentes tomando chás, agradecidos à vida, encantados com a presença de curiosos repórteres fazendo um bom trabalho fotográfico.

Além dos cuidados com a alma – espiritualidade –, paciência, tolerância, os benefícios para o corpo físico proporcionados pela meditação, a leveza e serenidade dos exercícios como *Tai chichuan* e tantos graciosos ensinamentos promovidos pelas chamadas artes marciais, MUITO do que se encontra da propalada longevidade e qualidade de vida desses povos está presente nas boas escolhas alimentares.

Muito peixe, aves, pouca carne vermelha (todas proteínas construtoras, equilíbrio das boas gorduras), grande quantidade de vegetais e bebidas de qualidade, enorme variedade de chás (fitonutrientes, antioxidantes, fibras, baixa carga de glicose). Alimentos conhecidos pelos benefícios ao ser humano, chamados de "alimentos funcionais".

---

[1] Fonte: Organização Mundial da Saúde – OMS.

Portanto, o estilo de vida é sim fundamento importante a ser "copiado", e a busca por bons alimentos corroboram, em muito, para o alcance de tais benefícios, ao que entendo como necessidade urgente adotarmos o que passei a chamar de COMPORTAMENTO FUNCIONAL.

PRECISAMOS ASSUMIR UM COMPORTAMENTO FUNCIONAL

Posso resumir assim: comportamento funcional é fazer o que precisa ser feito em todas as áreas da vida. Escolhas para o mundo físico, emocional, relacional..., espiritual... (complete com o que mais acredita).

No Brasil há legislação própria, Portaria 398 de 30/04/99 da Secretaria de Vigilância Sanitária do Ministério da Saúde no Brasil, que define esses alimentos:

- ALIMENTO FUNCIONAL, também conhecido como nutracêuticos (um paralelo com "farmacêuticos" devido aos benefícios à saúde), é todo alimento que, além das funções nutricionais básicas, quando consumido como parte de uma dieta usual, produz ótimos efeitos metabólicos e/ou fisiológicos, sendo seguro para consumo humano sem mesmo necessitar de supervisão médica.

Vai lá. Prepara um chá verde, quente ou gelado, para seguir lendo o próximo capítulo. Olhos sem oxidação, "leem" melhor a vida.

Capítulo **XII**

PRINCIPAIS ALIMENTOS FUNCIONAIS

Antes de mais nada, lembre-se:
- Você está lendo aqui o que costumo apresentar em palestras.

Este texto, em vários momentos, fica anos-luz distante de qualquer aprofundamento sobre o tema. Escrevo apenas histórias, exemplos e breves comentários. Se fôssemos olhar minúcias, até importantes, perderíamos o objetivo maior que é "provocar a busca" por mais conhecimentos, e esses, completos, você encontrará em diversos compêndios da área.

Este livro foi feito para "Ler", não apenas uma vez, muitas mais. Também não, para permanecer empoeirado numa prateleira, nem comprado e não lido porque era enorme, chato e caro. Aliás, todo o nosso Programa é assim – "Tornar simples o que é muito importante".

Contudo, quero "incomodar" você, ser útil, forte o suficiente para auxiliar decisões; honesto para dizer que não sei tudo, e sincero quando afirmo que precisamos, juntos, fazer muita coisa. Não podemos permanecer como estamos, todos simplesmente olhando para tanto sofrimento e esperando a ciência, os outros determinarem o que definitivamente devemos fazer. Não há definitivo ainda. Precisamos crescer, sempre.

Para saber mais sobre cada assunto abordado aqui, procure literatura especializada – Sim, existe..., e muita. Na bibliografia, no final deste livro, listo as principais referências que ajudaram em meu caminho de curiosidade e basearam muito a minha história de vida.

Vamos então seguir com "a palestra"? – Aprecie a degustação.

- Proteínas são constituídas por pequenos "tijolinhos" (aminoácidos) unidos em cadeia.

Existem diversas proteínas de acordo com o modo com que diferentes aminoácidos são arranjados, organizados, enfileirados. A ordem dessa união depende da necessidade do organismo, e cada proteína construída é destinada a uma função específica. A sequência de aminoácidos é predeterminada pelo código genético presente no núcleo de cada célula. Magnífico e preciso trabalho da natureza. O núcleo funciona como "gerente" que recebe uma demanda e coloca o gigantesco sistema para trabalhar. DNA, RNAm, RNAt ...

Estude sobre a formação das proteínas, é muito interessante.

Proteínas são fundamentais na construção de nossos tecidos corporais e também fazem parte da produção de enzimas e hormônios. Apresentam-se na forma de estruturas primária, secundária e terciária, à medida que são montadas de modo cada vez mais complexo. Compõem, portanto, a estrutura do nosso corpo e parte importante do metabolismo. Sustentam vida, regulam a vida. Precisam ter qualidade.

Por que falar aqui sobre "proteína de soja"? – Porque os aminoácidos presentes na soja (e outros vegetais) são conhecidos como limpos. Como possuem origem vegetal, não estão acompanhados por gordura saturada, realidade comum e abundante nas proteínas animais.

Além disso, na soja, outros elementos somam-se a esses aminoácidos, entre eles as *isoflavonas* – reconhecidamente saudáveis como fito-hormônio (bioquímica vegetal com características similares aos hormônios) e tantos outros componentes adequados à saúde, quando presentes com frequência razoável em nossa alimentação.

Cuidado especial devemos ter no preparo da soja quando utilizada como alimento, porque também contém substâncias não tão saudáveis que podem trazer problema se ingeridas em excesso. Fitatos, por exemplo, *são compostos que* devem ser retirados ou reduzidos, para que a soja possa ser considerada boa escolha nutricional.

O Tofu é um bom exemplo de onde os fitatos são retirados por processo artesanal. Existem alguns mecanismos industrializados modernos, também competentes para retirar excesso de fitatos das plantas.

Esse preparo geralmente não é tão simples, razão pela qual a soja não se tornou alimento habitual para a humanidade, como outros vegetais, sendo utilizada mais como fonte proteica para compor a ração a outros animais, principalmente bovinos. Precisamos sempre ter cuidado com esse tema e conhecer a origem dos diferentes produtos.

O feijão, outra ótima fonte de aminoácidos, também possui fitatos, no entanto, muito mais fáceis de serem retirados, lavando em água corrente. Deixe o feijão mergulhado na água por toda noite e, pela manhã, lave ao menos quatro vezes. Notará uma tintura negra indo embora pelo ralo e, se fizer isso, sofrerá menos com dores abdominais provocadas por gases, após deliciar-se com um bom prato de feijão com arroz (integral e em pouca quantidade, muita salada e..., ok, uma pitada de sal).

Chá verde é a bebida mais consumida no mundo, depois da água. Tem origem na planta Camellia *sinensis*, vegetal que guarda excelentes componentes nutricionais. Um deles está entre os mais poderosos antioxidantes na natureza, denominado *epigalo-catequina-galato* (esqueça o nome, apenas tome chás dessa planta).

No *continuum* processamento industrial da planta *Camellia sinensis*, obtém-se como resultado primeiro o chá branco, logo na sequência, o chá verde, então o chá vermelho e, por fim, o chá preto. Todos ricos em antioxidantes e flavonoides, ótimos para nossa saúde, disposição e muita proteção para a vida.

Quanto mais voltado às fases iniciais do processamento (branco e verde), mais antioxidantes presentes na bebida obtidos. Quanto mais para o final (vermelho e preto), mais ricos em flavonoides.

Lembra da oxidação dos tecidos descrita nas páginas iniciais deste livro, processo que nos afeta, fere diariamente e parte importante no desenvolvimento de tantas doenças atuais? – Pois é!

O antioxidante presente nesses chás funciona como um extintor muito ativo no interior de nosso corpo, combate todo "princípio de incêndio" (inflamação) que encontrar. Surge um elétron instável de oxigênio, é neutralizado imediatamente antes que cause danos. Esse efeito protetor acontece em cada célula do corpo como excelente prevenção à inflamação generalizada e grande função antienvelhecimento. Antioxidante de primeira linha. "Antienferrujante" – horrível termo, mas, serve como didática para que permaneça bem gravada a ideia do processo de defesa, antes que a memória comece a pifar (sorry, brincadeira tola eh eh).

Com propósito de incluir chá em nossa dieta, tornar hábito – e muitos outros hábitos que descrevo neste livro – podemos sim conquistar um envelhecer mais saudável. Afinal, antioxidação faz parte da preservação de nossos tecidos. Mais idade sim, estragar, nunca.

Todos os chás são, portanto, excelentes nutrientes e hidratantes. Inclua como bebida diária. Estou sorvendo um delicioso e aquecido chá verde, enquanto escrevo este livro para você. Saúde!

- Bem, isso foi verdade quando escrevi a primeira vez. Quando estava relendo, corrigindo..., lembrei e ok, fui lá preparar mais um. Hoje, numa leitura final..., não é que ele está aqui comigo, mais uma vez?

- Vai lá preparar um chá para você, eu espero, o livro espera, sua vida feliz espera. Tudo certo, e no próximo parágrafo iremos às fibras.

Quando pensamos em fibras como nutrientes, lembramos sempre de nossos intestinos. Por quê? – Porque fibras são carboidratos complexos (sim, carboidratos), porém, possuem uma estrutura que não possibilita serem absorvidas por nosso organismo. Por esse motivo, a ação é restrita ao intestino, em todo o trajeto.

Limpam, desintoxicam e protegem evitando inflamação, permitindo adequada preservação dessas estruturas, tão importantes para todos nós, nas funções de digestão e contra agressões que vêm de fora.

As fibras também são "alimento" para as bactérias que vivem e trabalham nos intestinos. Trilhões de células compõem nosso corpo e, acredite, portamos e sustentamos um número três vezes maior de bactérias conhecidas como flora intestinal. Elas não nos causam doenças e atuam como auxiliares para digestão e metabolismo, preservando a saúde.

É uma troca, uma ajuda combinada entre nós e elas ao longo de milhões de anos de evolução. Ação *probiótica* – para a vida.

Lembra quando precisou tomar antibiótico para combater uma infecção, talvez na garganta ou urinária, enfim, e subitamente apresentou forte diarreia? – Pois bem. Os antibióticos mataram bactérias ruins que te infectavam, contudo, também mataram as "boas" – flora intestinal – levando a desiquilíbrio momentâneo e... diarreia.

Repor flora é o tratamento mais adequado para a maioria das diarreias. São chamadas autolimitadas porque cessam por si só, no entanto, repor flora acelera o reequilíbrio intestinal e a cura.

Agora fica mais fácil entender por que importa manter, diariamente, uma dieta rica em vegetais e ainda suplementar com fibras – *prebióticos*; comidinhas boas para nossas amigas "do bem". Fundamento: elas felizes, nós também. O que você acha disso?

- Existem fibras solúveis, isto é, aquelas que se solubilizam nos líquidos presentes no interior das alças intestinais, aumentando o volume do bolo alimentar. Como consequência, facilitam, aceleram a passagem dos resíduos por todo o sistema digestivo. Menos tempo de contato das substâncias potencialmente lesivas com as células de revestimento, o que diminui a chance de feridas ou câncer de cólon (este com aumento importante de incidência em nossa "sociedade do intestino preso").

Solicitamos com maior frequência um exame denominado "sangue oculto nas fezes", já que lesões cancerígenas iniciais sangram muitas vezes e, desse modo, podemos detectar precocemente – antes que evolua e se torne difícil ou impossível a cura. Essa é a prevenção secundária, lembra-se? – Procuramos a lesão já existente em vez de prevenir o aparecimento. Boa alimentação é prevenção primária: coma muita fibra, tome bastante água, pratique atividades físicas, não permita que qualquer lesão se desenvolva no intestino – em nenhum lugar.

A velocidade de trânsito intestinal facilitada, evacuações diárias, também evita a formação de pólipos, divertículos, hemorroidas, além de perturbações e desconfortos que você nem se dá conta das causas.

Veja quanta economia para a sociedade, quantas consultas, cirurgias e dores desnecessárias. Jogamos fora dinheiro e vida.

Ficou zangado com o que escrevi?

- Conhece alguém "enfezado"?

- Curioso como a sabedoria popular reconhece quem "vive de mal com a vida", aquele que o intestino não funciona bem, repleto de fezes (funciona somente a cada três, cinco ou dez dias, ou mais).

Repito: conhece alguém assim, nervosinho?

- Fibras nele.

Além das fibras solúveis existem as insolúveis. Como não se solubilizam naquele meio aquoso, funcionam como verdadeiras lixinhas rígidas, escovinhas que limpam tudo por onde passam, até locais de difícil acesso, os cantinhos e reentrâncias das microvilosidades.

Ai, ai, ai! O que são microvilosidades?

- A área de absorção no intestino é gigantesca. Uma maneira inteligente que a natureza encontrou para aumentar muito a superfície de contato com os alimentos e aproveitá-los ao máximo. A mucosa intestinal – revestimento interno do tubo digestivo – dobra-se sobre ela mesma no campo microscópico celular, desde o desenvolvimento embrionário, formando pequeníssimas criptas, reentrâncias numa forma como dedos de luva, aumentando, desse modo, em muito, a área de trabalho. As fibras insolúveis, portanto, penetram nessas "microvilosidades", limpam tudo e saem dali animadas, seguindo o destino, levando mais lixo (que não nos interessa) para fora do nosso corpo.

A natureza é maravilhosa, não é verdade?

O que "aquilo tudo" faria parado dentro de nosso corpo?

- Doenças.

Um tipo de fibra merece lugar de destaque nesta nossa "conversa", quando tratamos dos temas nutrição e saúde: a fibra de aveia.

Ajuda a diminuir absorção de gorduras e, de quebra, controla o excesso de colesterol. Iremos ver isso juntos, um pouco mais adiante e com cuidado, porque existe muita desinformação nesse campo.

Portanto, antes de seguirmos com a fibra de aveia, vamos tratar um pouco do assunto colesterol, que muita gente tem medo.

Por quê?

- O colesterol, e os "parceiros", avaliados no exame de laboratório HDL, LDL, triglicérides..., são moléculas sofisticadas, altamente benéficas e funcionais para os seres vivos.

Sem colesterol não existiria parede celular. Isso mesmo, você e eu sequer estaríamos aqui, ou seríamos seres de outro planeta debatendo sobre outra química. Porque o colesterol faz parte da estrutura da parede das células, o que não é pouca coisa.

É também molécula de partida para a produção dos hormônios, como os sexuais, formados nas vias bioquímicas delta 4 e delta 5. Além disso, é origem para a formação de sais biliares que auxiliam a absorção de gorduras pelo intestino.

Colesterol ainda carrega outras funções importantes, portanto, não pode ser ruim. Ruim é o excesso dele. Essa verdade costuma ser para tudo. Até água em excesso mata.

Insisto, não existe colesterol ruim ou colesterol bom. Ruim é vivermos com preconceitos e informações ruins e não questionadas.

O LDL – lipoproteína de baixa densidade – tem função, carrega colesterol para os tecidos. "Suja" as artérias, segundo nossa medicina.

O HDL – lipoproteína de alta densidade – tem função, recolhe o colesterol que se encontra livre na circulação. "Limpa" as artérias...

Nada naturalmente presente em nosso corpo – feito por Deus ou pelo Universo – é isento de função ou traz dano. Nós é que promovemos desequilíbrios com excessos, tantos desejos, o pecado da gula e péssimas escolhas alimentares.

Essas "escolhas", sim, acabam por promover inúmeras pequenas lesões nas paredes internas de nossas artérias – endotélio. Coitadinho do LDL-colesterol. Lá vem ele "passeando" por nossos vasos sanguíneos entregando colesterol onde é preciso, na atualidade, parecendo mais um garçom estabanado numa festa de exageros, derrubando tudo pelo caminho. O colesterol então "cai na cratera" formada em "nossa estrada" (parede interna dos vasos), a qual deveria estar bem pavimentada e, por nossa culpa alimentar, não está. Aqui começa o problema. Moléculas de colesterol acabam presas em armadilhas. Como não é ali o lugar natural delas, são atacadas por células de defesa – reação benéfica contra algo que não está como ou no lugar que deveria = inflamação.

Para piorar essa formação "espumosa" começa a ser bombardeada pelos radicais livres de oxigênio, o que aumenta ainda mais a inflamação no local, em todo o sistema arterial.

É assim que ganhamos uma bela e crescente placa de gordura na parede das nossas artérias. O coitado, a vítima, o LDL leva a culpa.

O colesterol cai, sofre, apanha, e ele é o "ruim", que deve ser "diminuído", não a nossa comida ridícula (e deliciosa para o paladar). Sei.

Pelos mesmos deslizes alimentares, recebemos muito mais ômega-6 (inflamatório e coagulante) do que ômega-3 (anti-inflamatório e anticoagulante) circulantes. Assim, levamos a inflamação às alturas.

A placa em certo momento torna-se instável. Muitos fatores de coagulação e oxidação reunidos e..., PRONTO: vaza material gorduroso, espumoso, para a luz do vaso, forma-se imediatamente um coágulo, que entope a artéria. Parabéns pessoa! – Acaba de "ganhar" um infarto.

Ataque cardíaco, se essa lesão ocorrer no coração, acidente vascular cerebral – AVC –, se o dano vascular for no cérebro... etc.

Insisto. E o coitado do LDL-colesterol é quem leva a culpa.

Como evitar isso?

- Corrigindo nossa dieta e praticando atividades físicas. Para alcançar essa correção, organizamos nossa mente.

Mas, não se deveria..., prescrever remédios, as estatinas para diminuir colesterol, aspirinas para "afinar" o sangue?

O que a indústria farmacêutica prefere?

- Tente adivinhar!

Existem diversos fatores envolvidos (multifatorial), porém, a causa maior dos problemas é uma só: – nossos maus hábitos de vida. Em vez de cessar a causa que se arrasta por tantos anos, tomamos um remedinho para tratar das consequências.

Isso é inteligente?

- Capa da revista Veja, há alguns anos: ESTATINA. Um comprimido no centro de uma imagem multicolorida. Abaixo estava escrito que previne e trata infarto, AVC, diabetes etc. etc. etc., unha encravada, ciúmes..., na bula, você encontra diversos efeitos colaterais importantes, às vezes graves, geralmente pouco ou não comentados por médicos, já que os benefícios são enormes, segundo a indústria farmacêutica.

Paciente que recebe receita de estatina utiliza esse medicamento por no máximo seis meses, sem, em momento algum, ver atacada, a causa real, os maus hábitos alimentares. Isso não vai dar certo. Brinco sempre com esse exemplo: "Eu 'te carco' um beliscão que gera muita dor (causa = beliscão). Imediatamente, em vez de atacar a causa – interromper o beliscão – prescrevo para você um analgésico. Você sai do consultório, feliz com a receita do 'remédio' que vai aliviar a dor e minha mão ainda 'garrada', apertando seu braço". "Pódi isso"?

Sou contra medicamentos? – Não! – Contudo, há muita coisa errada em nossos conceitos de prevenção e tratamento. Uso excessivo de estatinas, antidepressivos, anti-hipertensivos, diuréticos etc.

Que tal mexer nas causas, em vez de sempre atacar apenas as consequências?

- Cultura popular e médica no que se refere à exagerada medicalização, tema já abordado anteriormente e blá, blá, blá... parece que não adianta falar, falar, falar..., o glamour dos medicamentos é alto demais.

As pessoas preferem ser passivas, "recebendo" medicamentos (pílulas mágicas), do que se portarem como adultos maduros, responsáveis, ativos nas decisões e atitudes maiores para uma vida plena. Alguns precisam ser lembrados por meio de um alarme eletrônico para que tomem medicamentos, tamanha a ansiedade. Pessoas que precisam de cuidadores externos, porque não dão conta delas mesmas. Desculpe-me, eu me empolgo, muitas vezes. Exagero, talvez.

"O que seu médico não sabe sobre medicina nutricional pode estar matando você" é o título do livro de Ray D. Strand, M.D. Já diz tudo, não é mesmo? – "A Medicina da Imortalidade – as dietas, os programas e as inovações tecnológicas que prometem revolucionar nosso processo de envelhecimento" – Ray Kurzweil e Terry Grossman, M.D. Leia esses livros. Você irá se emocionar com tanta informação.

Para completar a história, o HDL (primo do LDL) é considerado bom, porque passa pelos vasos sanguíneos retirando e carregando de volta o colesterol em excesso, presente na circulação.

Lembre-se: colesterol existe e é carreado para lá e para cá porque exerce funções de extrema importância no organismo. Pare de ter medo dele. Tenha medo da... (receita) ...deixe para lá.

Vamos agora retomar e entender a importância da fibra de aveia e como ela é capaz de diminuir o excesso de colesterol no sangue (tudo em excesso é ruim) e reduzir a absorção de (tanta) gorduras.

O fígado é um órgão importantíssimo e localiza-se à direita no abdome logo abaixo da costela. Isso! – Bem aí onde você colocou sua mão agora. Vamos lá. É considerado o laboratório do nosso corpo, local para onde se destina o resultado dos alimentos que ingerimos (comemos) e digeridos na boca, estômago e intestinos.

No exato momento que colocamos a comida em nossa boca, imediatamente começa o processo de digestão. Enzimas na saliva iniciam a digestão dos amidos (*carboidratos*) – pães, batata, arroz, massas..., liberando a glicose que será usada para produzir energia rápida nas células. No estômago, predomina a digestão de *proteínas* por meio do suco gástrico, e nos intestinos, as *gorduras*, principalmente pela ação de sais biliares e pancreáticos. Nos intestinos também acontece a digestão e absorção de todos os demais nutrientes que necessitamos, esperamos e imploramos que estejam naquele alimento.

Compreende agora a importância das fibras para manter todo esse sistema limpo e funcional?

- Trata-se da sua vida melhor.

Depois de *digeridos*, quebrados até partes menores pelos sucos digestivos, os nutrientes, cada um deles agora individualizado nos menores componentes, são *absorvidos* pela parede de cada órgão ao longo de todo o tubo: boca, esôfago, estômago e intestinos. Aquilo que não foi aproveitado será descartado, liberado pelo ânus.

Antes de seguir, lembre-se da água, meio no qual todo esse processo se torna possível, facilitado, e muitas vezes esquecemo-nos dela.

Nos intestinos, principalmente nas porções finais, intestinos grosso e reto, a água é reabsorvida (reaproveitada – economia).

A consequência direta da absorção da água nesse momento é o endurecimento natural das fezes (desidratam). A falta ou a ingesta insuficiente de água, ausência do hábito de líquidos geram fezes duras demais, intestino preso, travado, empedrado, fissuras no ânus, hemorroidas pelo aumento enorme da pressão vascular local..., sofrimentos desnecessários e fáceis de evitar. E as pessoas não evitam..., porque não sabem, nem pensam no assunto. Tome água e faça atividades físicas.

O alimento, em todo percurso digestivo, é transformado em partes bem pequenas, elementares, então capazes de serem absorvidas, recebidas e conduzidas pelas células que formam as paredes orogastrointestinais. Por ali, esses elementos passam para a circulação sanguínea, por onde são levados, em grande parte, até o fígado.

Parênteses! Refiro-me a "intestinos" porque são vários, distintas porções ao longo de todo seguimento: delgado (duodeno, jejuno e íleo) e grosso, além do sigmoide, reto e ânus.

Atenção agora para os órgãos envolvidos no caso: o fígado, nosso laboratório; a vesícula biliar, que produz os sais biliares digestivos, posicionada junto ao fígado, logo atrás e abaixo dele; o estômago, encarregado de digerir e absorver principalmente proteínas; o intestino delgado em sua primeira porção, onde predomina a digestão e absorção das gorduras e demais macro e micronutrientes.

Quando nos alimentamos com comida gordurosa, o estômago, assim que detecta a presença da gordura, sinaliza ao fígado a chegada desse importante nutriente. Inicia-se prontamente a liberação de sais biliares presentes na vesícula biliar (logo atrás do fígado).

Esses sais biliares são levados por pequenos ductos e lançados logo no início do intestino delgado para ali aguardar a chegada da gordura. Assim que a gordura avança pelo intestino, os sais biliares "agarram" essa gordura e lhe desferem uma "surra" até que ela se torne cada vez menor, menor, menor e por fim, apta para ser absorvida pelas células de revestimento da parede intestinal. A gordura é então levada para o fígado por um sistema vascular especialmente desenhado para esse trajeto – Sistema Venoso Portal. Sangue bem gorduroso, né?

GORDURAS SÃO MUITO IMPORTANTES PARA NÓS

Pense: se gordura não fosse importante para nós não teríamos formado em nosso organismo uma estrutura orgânica como a vesícula biliar, sais biliares e todo um sistema para absorvê-la. Gorduras exercem inúmeras funções. Entre elas destaco, como exemplo, a absorção de vitaminas – vitaminas lipossolúveis. Tais vitaminas são absorvidas e utilizadas por serem "solúveis em gordura".

O problema, mais uma vez, não é gordura, mas o excesso em nossa alimentação. Quando grande quantidade segue em direção ao fígado e precisa lá ser "trabalhada". Já ouviu falar em fígado gorduroso? – Pois é! – "Se entope" de gordura, dá nisso, esteatose hepática. Promovemos o fígado repleto de gordura, gerando danos progressivos, dependendo do tempo, intensidade e manutenção desses excessos.

Os sais biliares, após exercerem a função na "quebra" da gordura e assim permitir absorção, pouco adiante são também reabsorvidos pela mucosa intestinal e, por via sanguínea, retornam ao fígado onde são "limpos, ajeitados" e logo depositados novamente na vesícula biliar, onde permanecem aguardando até serem mais uma vez requisitados para trabalhar numa próxima refeição. Nova economia da natureza.

Finalmente, vamos posicionar fibra de aveia nessa história.

A fibra de aveia, quando presente no intestino por meio da alimentação, não permite que os sais biliares trabalhem porque "gruda" nesses sais (*quelante* de sais biliares), impedindo a ação digestiva nas gorduras. Desse modo, as gorduras inalteradas seguem adiante até serem descartadas. Vantagem evidente porque evitamos absorção do excesso de calorias presente na gordura e, dela mesma, em grande quantidade.

Por estarem presos na fibra de aveia, os sais são impedidos de serem reabsorvidos e reenviados para o fígado. Seguem então por todo trajeto até que sejam expelidos junto com as fezes. Caso haja excesso de gordura na alimentação daquele que utiliza fibra de aveia como alimento ou suplemento, as fezes se tornarão esverdeadas (pela bile).

E como isso diminui os índices de colesterol no sangue?

- O fígado, sem o retorno desses sais, sozinho, abandonado por eles, obriga-se a PRODUZIR mais bile, para recompor o estoque na vesícula. Para tanto, o fígado captura colesterol circulante no sangue e isso faz com que em pouco tempo despenquem os níveis de colesterol no sangue.

> **SAIS BILIARES SÃO PRODUZIDOS A PARTIR DO COLESTEROL**

É..., talvez não precisemos mesmo das estatinas, medicamentos utilizados em todo o "fármaco-mundo" elevando à estratosfera o lucro de empresas farmacêuticas. Também não precisamos de tantos hipotensores, diuréticos, antidepressivos, metforminas, os..., mais os..., as..., e..., remédios, remédios, remédios, tampouco sofrer com hemorroidas, pólipos, divertículos, pedras na vesícula... cirurgias desnecessárias..., e doloridas, muito doloridas.

Muito pela falta de fibras, vergonha, coragem e conhecimento.

Lembre-se sempre:

- Não há verdade única. Também não carrego comigo todo conhecimento, mas compartilho do pouco que sei apenas para ajudar você a pensar. Muito ainda precisa ser feito.

Luto por isso.

Capítulo **XIII**

Vamos Preparar a Carne I

Comprei um quilo de carne bovina e eu mesmo decidi limpar retirando o excesso de gordura, "coisa que homem macho não deve fazer". Lembro, quando ainda criança, da revolta de um grupo de "adultos" reclamando das mulheres que gentilmente retiraram toda a gordura da picanha e assim estragaram o sabor do churras que iriam preparar.

De fato, a palatabilidade aumenta muito quando a carne é preparada com a gordura, não é mesmo, mas..., as consequências...

Retornando à carne que eu comprei agora: Limpei. Pronto.

"Quase a metade" do peso da peça a mim vendida saiu na forma de gordura saturada, branca..., nojo. Repito – quase metade, joguei fora.

Gosto de perguntar, sempre:

- Alguém faz isso habitualmente, retira a gordura?

Um bom sinal é que as respostas que ouço nas palestras que ministro em tantos lugares têm sido cada vez mais positivas:

- "Sim, limpamos a carne"!

- Então pergunto:

- "E nos restaurantes será que as cozinhas preparam boa qualidade de carne para você e a família, preocupando-se com a quantidade exagerada de gorduras (sal, i..., o...,) em seu prato"? – Não. (ponto).

Acredite, comemos mais gordura que carne (essas gorduras saturadas também estão presentes em excesso na maioria dos alimentos industrializados). Já falei aqui sobre carne marmórea, lembra-se? Não vem de mármore não, mas da cor esbranquiçada da gordura em quase 50% dela. Uma palatabilidade excepcional – claro!

A gordura deixa a carne mais saborosa – assim como nossa barriga e nosso fígado –, todos ficamos bem "gostosos".

Aliás..., você sabe como é feito o patê de *foiegras*? – "Socam" comida gordurosa no ganso até que o fígado dele quase "exploda". Então matam o "coitado", retiram e amassam o fígado cheio de gordura até virar patê. Depois enfiam num potinho e vendem para que você passe no seu pãozinho refinado, salgado, açucarado, engordurado e, desse modo, você fica com o fígado igual ao do coitado do ganso.

Sim, eu sei, não foi uma maneira delicada de explicar.

Retornando à carne que limpei. Acredite, pesava, a gordura que retirei e levei em minhas mãos até o lixo. Em seguida a preparei sem sal, apenas com algumas ervas, naquele tipo de grelha que se coloca água por baixo para que a casa toda não fique com cheiro de fumaça.

A água estava bem limpa, e você sabe como fica depois de usada, não é mesmo? – Branca, com aspecto de suja. Em minhas palestras pergunto enquanto mostro a foto daquela água nojenta, com muita gordura, mesmo depois de a carne ter sido "limpa":

- "Vocês bebem dessa água?

- Pegariam um copo ou uma colher e tomariam isso aqui"?

- A resposta, invariavelmente, é um grande "NÃO"! Eu emendo, imediatamente: – "Tomam sim, quando fritam".

Claro! – Quando fritamos um alimento a gordura permanece toda dissolvida e grudada na carne (na forma líquida é pouco visível). Entende por que a fritura é mais gostosa e, em parte, proibitiva? – O problema da fritura não é tanto o óleo utilizado, sim, também, mas o excesso de gordura que, desse modo, não "vai embora", entra em você.

Fiz a mesma coisa com a carne de frango, coxa e sobrecoxa. Para minha surpresa gerou tanta gordura e pelanca, proporcional ao quanto a que limpei da carne vermelha. E foi muito mais difícil de limpar.

A ideia é, portanto, grelhar esses tipos de alimentos... e sempre temperar com ervas, variadas ervas..., muitas ervas, nunca com sal.

Lembre-se, no entanto, que a gordura saturada, branca, sólida que retiramos em parte também é boa, porém em menor quantidade.

Já que falamos tão mal da gordura, podemos trazer o assunto de uma gordura boa e explicar por que ela além de boa é necessária?

- Ômega-3. Anticoagulação (evita coagulação). Anti-inflamação (evita inflamação). Podemos encontrar ômega-3 no abacate, nozes, castanhas, amêndoas, avelãs... peixes selvagens, de águas profundas, como sardinha, cavalinha, atum, salmão e no azeite de oliva, preferência extravirgem, extraído na primeira prensada a frio.

A numeração 3, 6, 9..., após a palavra ômega, refere-se à posição da dupla ligação no átomo de carbono na molécula – o que traz importantes diferenças nas características e funções em nosso organismo.

A indústria costuma escrever nos rótulos ômega isso, aquilo, aqueloutro; o que não traz benefício para as pessoas, apenas para as vendas, porque faz julgar que, quanto mais tipos de ômega-3, 6, 9 houver no produto, melhor. A bem da verdade o equilíbrio na quantidade entre eles é o que importa. Principalmente entre os principais para a saúde: ômega-3 e ômega-6. Guarde bem isso: ômega-3 anti-inflamatório e anticoagulante, ômega-6 inflamatório e coagulante. Ambos com funções fundamentais para o bem da nossa saúde, quando nas proporções adequadas.

Veja! Precisamos evitar inflamação, causa de inúmeras doenças, inclusive crônicas e degenerativas – infarto, AVC etc. No entanto, também precisamos "inflamar" – processo biológico natural de defesa, proteção e reparação do nosso corpo.

Sem células de defesa ficaríamos à mercê de agentes externos e internos como bactérias, vírus, parasitas, produtos químicos etc. Quando sofremos um ferimento, um corte, a reação imediata do nosso organismo é a inflamação. Dirigem-se para o local células protetoras e reparadoras da lesão. Precisamos reparar, cicatrizar, consertar. Também precisamos coagular, caso contrário perderíamos sangue até morrer.

O problema está sempre nos excessos que nossa nutrição atual desbalanceada, pobre em bons nutrientes, produz. Vivemos em permanente estado de inflamação e coagulação pelas agressões sofridas por todos os fatores citados até agora e, além disso, excesso de ômega-6.

Em nosso tempo de caçadores-coletores, nossa alimentação permitia um equilíbrio na oferta de ômega-3 e ômega-6 numa relação de 1:1, respectivamente (alguns trabalhos citam um máximo 1:4). Hoje, essa relação alcança 1:25 – excesso de ômega-6, colocando-nos em estado inflamatório e coagulante. "Prato cheio" para o infarto, AVC etc.

Um parêntese, para falarmos um pouco sobre gordura trans.

Essa gordura começou a ser produzida pela indústria e utilizada como uma alternativa à gordura animal, numa época que se acreditava ser esta maléfica à saúde. Após um tempo, descobriu-se exatamente o contrário. Trans é gordura vegetal que sofre um processo industrial de hidrogenação (gordura vegetal hidrogenada artificialmente), uma modificação nas ligações de carbono, que torna mais fácil a produção e conservação dos "lixinhos" alimentares e, ainda, muito mais crocantes.

A gordura trans pode também ser encontrada na natureza, mas, em pequenas quantidades, em algumas carnes e no leite.

Proibida em alguns países, a industrial preocupa porque ainda segue franca utilização no Brasil. Precisamos nos livrar desse mal, mas é difícil porque, apesar de reconhecidamente trazer danos, facilita a produção, a comercialização e o preparo dos pratos, aumentando a palatabilidade dos alimentos, refletida numa consistência muito apreciada pelos consumidores (crocante). Ajuda a vender, ótimo para o lucro das empresas, péssimo para a saúde de todos.

Poderíamos agora passar a escrever muito mais sobre outros elementos essenciais como vitaminas, minerais, fitoquímicos e tantos alimentos ditos funcionais, mas, lembre-se, "estamos em uma palestra", não há tempo, nem é objetivo. Quero apenas provocar sua busca por conhecimento. Passe os olhos na bibliografia lá no final.

Não é na bela macarronada que vamos encontrar alimentos funcionais e sim nas frutas, verduras, legumes, carnes magras, aves, peixes, verdadeira farmácia na natureza, em quantidade equilibrada, suficiente e variada. Experimente todas as cores, sabores, odores...

Entre todos os elementos químicos minerais importantíssimos para o metabolismo, permita-me falar um pouco sobre o cálcio.

Associe parte do que eu abordar sobre o cálcio também a magnésio, e outros, afinal, juntos eles "batem um bolão". Um time de "pedrinhas" fundamentais para equilíbrio e saúde. Sempre que tocamos no assunto cálcio, o que surge no pensamento de qualquer um imediatamente? – Ossos!

O cálcio está muito presente nos ossos, o que torna rígido e forte nosso esqueleto, favorecendo sustentação e segurança pelo poder que oferece à estrutura corporal. Permite que possamos ficar em pé e equilibra os movimentos. No entanto, o osso na verdade é depósito de cálcio, um reservatório. Sim, integra e enrijece o esqueleto, porém, o cálcio entra e sai dali o tempo todo. Sai para quê? – Onde vai? – Dar uma volta?

- Sim! – Percorre todo o corpo, pois é um dos elementos mais importantes para assumir inúmeras funções fisiológicas, funcionais. Ao sair do osso, o que o cálcio imediatamente encontra? – Músculos.

Se dissecarmos um músculo até a menor porção encontraremos o sarcômero, unidade funcional que, em última análise, é capaz de contrair e relaxar. A fibra muscular apenas trabalha graças à presença de cálcio, magnésio e ATP (reserva e transporte de energia pelo organismo).

Eles permitem a contração e o relaxamento entre actina e miosina, principais proteínas constituintes dos filamentos finos e ativos das células musculares. Resumindo, sem o cálcio (e magnésio) não há contração muscular. Lembre-se: músculo também é alimento rico em cálcio.

Mas, para todo esse sistema muscular contrair, ele precisa receber uma ordem neural, um comando elétrico que parte do cérebro e chega até o músculo por meio de um nervo. Os nervos comunicam-se entre eles em uma porção terminal chamada sinapse, limite espacial de contato que aproxima e permite a comunicação entre um neurônio e outro.

Essa comunicação sináptica também exige a presença de... cálcio, magnésio... (e ATP – energia). Imagine assim o nosso cérebro, cheio de pedras, para conseguir pensar muito, imaginar, sonhar (pesado).

E o coração?

- Composto por músculo, nervos..., precisa de cálcio?

- Sim, e muito magnésio. Aqui, cálcio e magnésio trabalham coordenados para manter o ritmo cardíaco. Já ouviu falar em arritmia? – Em parte, algumas vezes, é carência de cálcio.

E a coagulação?

- Quando rompe um vaso sanguíneo inicia-se um complexo mecanismo de proteção para corrigir a lesão, conhecido por "cascata de coagulação". Diversos elementos participam para que tudo aconteça de modo adequado. Em muitas passagens encontramos o cálcio. Importante esse "menino", não? – Sim.

Não posso aqui oferecer todos os exemplos da ação efetiva do cálcio na fisiologia corporal, contudo, é possível perguntar de onde tiramos o cálcio na natureza.

De onde ele vem?

- Do leite?

- O cálcio é um mineral que se encontra dissolvido na água, abundante na terra. Da terra o cálcio pula (tragado pelas raízes) para as plantas (verdes, de todas as cores).

Da planta ele pode saltar pra boca de um herbívoro ruminante (vacas e outros que também precisam de cálcio para o funcionamento do organismo e colocam bastante no leite para dar aos filhotinhos). Do herbívoro o cálcio "viaja" pro estômago do carnívoro (que também precisa dele para muitas das funções corporais).

Fora as plantas, nessa conversa, ninguém come a terra onde reside o cálcio. Ele, portanto, circula na natureza por meio de cadeia alimentar e, desse modo, reina em todos os tecidos, órgãos e sistemas de vegetais, herbívoros, carnívoros..., também em nós, onívoros.

Somos onívoros. Alimentamo-nos de plantas e animais, assim recebemos cálcio de TODAS essas fontes. Até que um dia..., morreremos, como todos os demais seres e desse modo levaremos o cálcio de volta para a terra. Sim. Esse é o Ciclo do Cálcio na Natureza. Da terra para os seres vivos e deles de volta à terra.

Percebeu de onde vem o cálcio?

- Você quer cálcio?

- Então coma muitos verdes e carnes (magras). Nunca leite!

- Desse eu trato mais adiante.

Nem cito em palestras, não dá tempo, mas, escrevo aqui uma lista de qualidades conhecidas nos alimentos funcionais, benefícios comprovados, relacionados ao hábito de incluir tais alimentos na dieta.

Alimentos de alta qualidade nutricional e energética:

- Diminuem o sofrimento por fadiga, estresse, ansiedade, angústia, depressão.

- Equilibrantes em nosso corpo com ação imunológica, metabólica e antioxidativa.

- Proteção contra doenças inflamatórias autoimunes e crônico-degenerativas.

- Regulação dos níveis de colesterol, homocisteína (essa, resultado de dietas pobres), hormônios, como insulina e glucagon (oposto da insulina, o glucagon retorna glicose das células para a circulação sanguínea, ajudando na "quebra" do glicogênio – reserva de glicose).

- Proteção contra diversos tipos de câncer (ações contra modificações reativas no DNA), principalmente câncer de mama, pulmão, cólon, reto, próstata e estômago.

- Aliviam os sintomas da menopausa por ações similares aos hormônios.

- Evitam ou retardam a demência em idades avançadas.

- Equilíbrio do conteúdo mineral ósseo, prevenindo osteopenia e osteoporose.

- Diminuem a velocidade de absorção de açúcares e gorduras.

- Limpam, preservam e desintoxicam o tubo digestivo.

- Auxiliam as dietas para perda de peso porque geram saciedade e equilíbrio... etc.

Em vez de ampliar o conhecimento sobre cada um desses aspectos, passo logo para um tema que considero mais importante e precisamos lembrar para sempre:

- Os mecanismos responsáveis pelas doenças estão presentes em nós, anos antes de o sintoma se manifestar.

Nuno Cobra, conhecido treinador físico (emocional, e...) do querido e saudoso piloto de Fórmula 1, Airton Senna, escreveu e publicou um livro chamado "A Semente da Vitória", no qual, entre tantas coisas interessantes, comentou o que é ter saúde.

Saúde, definiu ele, é ter energia, entusiasmo, disposição e alegria de viver. Desenhou um gráfico para demonstrar que aproximadamente 20% das pessoas estão doentes nesse momento. Doentes, internadas em hospitais ou na cama, em casa.

Matemática básica: Se 20% das pessoas estão doentes, as demais estão... saudáveis?

- Surpresa..., não. Apenas 10% das pessoas têm saúde, energia, entusiasmo, disposição e alegria de viver.

Mas..., como?

- Onde estão as demais?

- Setenta por cento vive em uma "zona cinzenta" que representa anos de descaso com a saúde, ainda sem sinais ou sintomas, isto é, danos criminosos em uma evolução inconsciente.

Você não sente nem percebe que está sendo lesado, lenta e progressivamente. Vive pensando que está tudo bem. Tinha saúde quando criança, vê-se jovem, passa no vestibular, estuda, trabalha, forma-se, torna-se adulto, encontra emprego, investe, mas na maior parte do tempo come mal, dorme mal, vive mal, pensa mal, diverte-se demais com coisas recreativas. Certo dia algo acontece, digamos que por volta dos 35 anos (para uns mais cedo, outros mais tarde) e surge no peito uma dor imensa, difícil de descrever, parece que a roda de um pesado trator passa por cima do seu tórax, você está só, em casa... suando muito, tremendo..., medo, você já sabe que vai morrer.

Determinado dia em sua vida, percebe que começa a urinar mais frequentemente, levanta-se à noite correndo para não "fazer xixi na cama", sem dor..., estranho..., e também sente mais fome, toma mais água..., come mais e mesmo assim emagrece. Vai ao médico e ele diz após a confirmação dos exames:

- "Essa é fácil! Você está diabético".

Demora 10 a 15 anos de descaso pra você "ganhar" um infarto, AVC, diabetes... 25 anos para seu cérebro "cozinhar" devido a péssimas escolhas alimentares e você receber o diagnóstico de Alzheimer. Será que assim, em tantos anos, não conseguimos mudar "destinos"?

- Com o Programa SUPERCONSCIÊNCIA/FAMÍLIA DO FUTURO, palestras, vídeos, cursos e o livro que agora está em SUAS MÃOS, podemos sim ajudar a melhorar suas escolhas.

Seguirá dando desculpas a você mesmo?

- E quanto ao futuro, o destino de sua família, as pessoas que você tanto ama?

- Vamos agir?

Faça a lista de mercado com vegetais e carnes saudáveis. AGORA você é novamente um caçador coletor – sofisticado. Orgulhe-se disso. Mantenha bons alimentos como roteiro permanente, apenas varie bastante a escolha dos itens. Com o tempo acrescente outros que passar a conhecer ou lembrar. Não anote aqueles que você nunca mais comprará, os refinados e industrializados. Nem pense mais neles, com o tempo apagam da memória – e do vício. Alegre-se por estar vivo e com saúde para ajudar sua família. Vamos '"limpar" nossa vida.

Agora pare de ler; pegue caneta e papel. Esses, a seu lado.

Escreva:

- **"Hoje, é um dia fantástico em minha vida"**!

- Depois siga anotando uma lista, brócolis; abacate; cenoura; abobrinha, couve..., e lembre-se, amanhã também será um excelente dia, porém, não se antecipe, quando o amanhã chegar, se tornará um belo "Hoje". Pense nisso amanhã e verá que é verdade. Vida é o que acontece AGORA. E para sempre.

Capítulo **XIV**

Vamos Preparar a Carne II

Agora, a nossa própria..., carne:

- Faça também um plano para atividades físicas, o que preferir:

- Caminhar é uma excelente dica, independentemente de qualquer outra prática, uma hora por dia. Menos? – Ok, inicie com 15 minutos. É Universal, isto é, todos podem, devem, precisam. Se já é atleta, não pule esse texto. Critique à vontade, já que existem muitas "ciências" e opiniões, permita-me dar as minhas.

Pergunto às minhas pacientes idosas se não teriam 15 minutos do dia para elas mesmas. Claro que a resposta é sim. Então proponho que saiam de casa vestindo roupa confortável e nada especial. Sapato adequado para passear, nem precisa de tênis. Tomem à rua em linha reta, numa velocidade pouco maior que a habitual, como se estivessem com alguma pressa, nada exagerado. Percorram um caminho linear por "sete minutos e meio". E retornem pra casa.

Chamo de "Regra do 7,5".

Total?

- Adivinhe?

- Quinze minutos por dia a partir da frente da própria casa. Simples, não é verdade?

- Com o tempo e sentindo-se bem com a atividade, digo para que aumentem para dez (total, vinte minutos); depois quinze (trinta minutos de ida de volta); trinta, por que não?

- Uma hora cheia é o que eu faço hoje, todos os dias. Saio da minha casa, escolho uma direção e...

Não tem tempo?

- Acredite: se quiser encontra. Quando descobre uma liquidação no shopping, acha tempo?

Eu acordo uma hora mais cedo do que fazia habitualmente e não é pra ir ao shopping. Pela manhã, ideal, contudo, escolha o período que mais lhe convenha.

A vantagem de eleger o período da manhã e bem cedo é porque haverá menos poluição no caminho e, creia, não é legal respirar lixo, esperando saúde. Devido ao esforço, você estará em estado de maior ventilação, tragando, assim, poluentes por onde passar. Caminhe por áreas com menor tráfego de veículos, sempre que possível.

Precisa ir até... "...sei lá"?

- Vá a pé. Inicie numa velocidade normal para você, por dois ou três minutos, depois acelere um pouco. Não exagerando, fará para sempre. Muitas vezes, quando caminho acho curioso observar pessoas tensas dentro dos carros em congestionamentos. Às vezes cumprimento um conhecido e quadras adiante aceno novamente – eu estava tão rápido quanto ele. Vergonhoso trânsito.

Andar a pé é uma atividade "espiritual". Você se torna um observador da cidade, de pessoas, pensa mais na vida, estuda, ora, reza..., caminha. Até guarda-chuva, vale comprar um bem especial para comemorar a paz que enxerga na chuva que cai, e limpa, até a alma.

É longe?

- Vá de ônibus, mas, atenção: suba no ônibus apenas três pontos distante de onde está, desça três pontos antes do destino. Faça isso todos os dias e sinta a emoção que toma seu corpo.

Éramos caçadores-coletores?

- Vou ao supermercado a pé, caminho para ir e voltar, e na volta, ainda trago o "peso da caça". Entendeu, ou preciso desenhar "eu, carregado de sacolas".

Outra sacada legal:

- Após um tempo você, agora especialista em caminhadas, acrescente corridinha intervalada, com resultados bem estudados e confirmados. Quando você se sentir mais preparado, passe a correr e andar na mesma oportunidade, com intervalos determinados.

Corra um minuto, ande três... corra dois, ande dois... corra três, ande um... varie. Hoje eu corro dois minutos, no limite máximo de velocidade, e ando um, calmo, tranquilo, para recuperar a frequência cardíaca.

Rua e esteira. Faz bem trocar e desse modo não haverá desculpas em dias de chuva – correr de guarda-chuva...?

- Humm, melhor não.

O objetivo de caminhar é alcançar uma hora por dia e intervalar os movimentos. Você pode cumprir vinte e cinco minutos (25'), mais cinco (5') de recuperação, show. Eu atualmente intervalo por 45', porque cumpro a mesma distância que caminho por uma hora. Interessante: um dia anda, outro dia corre e caminha.

Não exagere pra não desistir por tédio, cansaço ou alguma lesão. Escolha lugares diferentes, outros ares e paisagens. Espreguice antes, alongue depois, evite alongamento forte, principalmente, antes do exercício, as fibras musculares estarão frias. Espreguice como os animais. Aqueça, não alongue. Quando for alongar ao final do exercício faça com carinho, leveza, você não é elástico. As fibras musculares estarão aquecidas, mas, um pouco lesionadas – normal – se esticar demais, esgarça, machuca. Alongamento também produz lesões. É minha opinião, válida até outro "trabalho científico" contraditar.

ESCREVA aí: "Compromisso".

Claro, prefere nadar; hidroginástica; Pilates; Yoga; muitas práticas propostas em academias, *Spinning*; *body* isso; *body* aquilo...; também é muito legal investir em esportes coletivos – de muito "risco", assim como bocha..., talvez, ui!

- Você escolhe, mas..., FAÇA ALGUMA COISA.

Desculpem-me os praticantes de bocha, apenas uma brincadeira, de mau gosto, eu sei. Verdade, para cada idade, um ótimo "coletivo".

O problema de grandes práticas é que não duram para sempre, às vezes poucos meses, um, meio mês. Desejo que você construa um hábito para toda a vida. Talvez por isso vi tantos desportistas sarados, no auge, e hoje estão gordos, doentes e tristes. Não souberam administrar o "pós no longo prazo". Diminuíram muito o gasto energético das intensas atividades físicas, porém, mantiveram inalterada a hiperalimentação.

CONSTRUA UM HÁBITO PARA TODA A VIDA

Então vá à academia, mas, creia, se não fizer a lista de alimentos e planejamento de atividades de curto, médio e longo prazo será muito mais difícil. Comece logo. Sabotagens e desculpas, que o medo instiga, perdem força quando você coloca seus planos em prática.

Artes marciais também são ótima opção. Muitas dessas práticas levantam a autoestima devido à sensação de competência que criam em você. Equilíbrio físico e mental. Encontre uma que lhe agrade e experimente. Quer uma dica?

- Eu já pratiquei algumas delas, porém, desisti devido ao forte contato físico exigido, que leva ao risco de lesões, próprias da atividade, até que conheci e experimentei bastante tempo, o Kráv Magá. Não é marcial – "arte de guerra" –, contudo, uma interessante metodologia de defesa pessoal. Procure referências, não cabe aqui explicitar ou defender essa ou outras práticas, porém, dificilmente você sairá machucado de um treino como esse.

Nessa modalidade, predominam três fases distintas, mais ou menos divididas em vinte minutos cada.

Num primeiro momento, aquecimento e leve alongamento; segue a prática de técnicas do dia, diferentes em cada grau de desenvolvimento, todas realizadas lentamente, para que o corpo apreenda o movimento correto – memória muscular, utilizando o corpo do parceiro apenas pra modelar a ação. No tempo final, explosão. O momento mais uma vez individual, treino de velocidade até exaustão, afinal, na batalha real pela vida vence quem se mantiver em pé por mais tempo e até o fim. Some a todo esse preparo físico evolução emocional, postural e valores para NUNCA precisar usar o conhecimento exercitado. É Inteligência plena.

Para prosseguir com "a carne", importa manter a musculatura com garra, tônus e vida. Acredite, musculação é fundamental para a saúde. Lembra da sarcopenia, a perda progressiva de massa?

- Sarcopenia, do grego, significa carne pobre. Vai encarar ficar pobrinho, fraquinho...?

Você não precisa se tornar um fisiculturista gigante, nem desejar tanto músculo. São necessários anos de treinamento – faz quem quer, quem pode, quem tem biotipo (e tempo) para isso.

Monte uma pequena série de exercícios com pesos – resistividade. Pode ser em uma academia ou mesmo em casa com alguns alteres, sempre com orientação profissional ao menos a princípio para não se machucar. Para uma vida normal não vale à pena "doer" (muito).

Superar tantos limites é para atletas. Forçar, machucar e desistir, não interessa. O "pouco, porém, constante", qualquer um consegue manter para o resto da vida. Lembre-se do "devagar e sempre" – aqui vale muito.

Profissionais da área, não se sintam menosprezados, muito pelo contrário, respeito demais a atividade, mas, sabemos que ser acompanhado de um *personal trainer* não é conversa para todo mundo, e este capítulo é para motivar qualquer pessoa. O que proponho aqui é que todos possam alcançar saúde e com prazer.

Musculação equivale a ganho de equilíbrio, proteção contra quedas, principalmente para idosos, e quando eventualmente ocorrerem os danos serão menores. Já protegemos os ossos, agora a carne. Saiba, musculação mantém muito cálcio circulante entre músculos e ossos.

Também protege a circulação sanguínea (e muito mais). Muita gente que passa a praticar exercícios de resistividade controla pressão arterial e não poucas vezes o médico dispensa os medicamentos. Sensação de força, bem-estar..., um mundo de vantagens.

Para quem deseja perder ou manter peso, saiba que aquela leve dorzinha pós-treino demonstra que tecidos exercitados precisam ser reparados. Pronto, você ganhou um auxiliar para aumentar seu gasto calórico. Reparos exigem energia. Vai perder calorias até dormindo, dentro das 48 horas que se seguirem. Aumenta o estado metabólico, de graça. Aliás, ganhará um permanente estado metabólico adequado.

Proposta:

Segunda	Terça	Quarta	Quinta	Sexta	Sábado	Domingo
Caminhar	Intervalado	Caminhar	Intervalado	Caminhar	Intervalado	Caminhar
	Resistência		Resistência		Resistência	

Faça exames médicos antes de iniciar atividades físicas e sempre peça ajuda a um profissional da área para adequar um treino a você.

Inclua na tabela proposta acima o que você quiser, porém, sempre sem exageros. Ela é o mínimo necessário para a vida saudável de longo prazo, sem contar o que você faça diariamente, afinal, tudo que você faz gasta energia. Varrer, lavar, passar, arrumar a casa. Claro que não cabe rigidez espartana à frequência da prática. Se um dia não puder, esqueça, segue o baile, amanhã continua. Isso vale para dieta alimentar. Pecou..., a lasanha estava ótima, não se culpe, peça perdão – a você mesmo – e amanhã continue. Apenas..., *não peque todo dia*. Consciência pesada não queima calorias. Pior, culpa é justificativa para autossabotagem, para desistir e dizer: "não vou conseguir"!

- Fato é que se não impor a você mesmo um mínimo passará o resto da vida jogado num sofá assistindo tolices na TV, PC, comendo bolachinha. Não duvide. Você não merece isso.

Vejo muitos correndo, caminhando, pedalando e sempre obesos. Sim, leem este capítulo do livro, e depois tem a "cervejada" com os amigos, pão, arroz refinado de todo dia. Voltam às atividades físicas, sem entender porque não emagrecem. Depois, aparece uma postagem dizendo que tapioca faz bem à saúde e todo mundo compra tapioca. Só se você for maratonista (e olhe lá), que precisa repor rapidamente glicogênio em uma musculatura "destruída" após 42km de sofrimento (e prazer). Aqui cabe macarronada, tapioca e o que mais existir com um mundo de glicose. Mas, calma, acho que não é o teu caso.

Quer perder barriga, ser feliz e saudável?

- Leia e exercite todos os conceitos deste livro. Infelizmente muitas pessoas praticam atividades e descuidam da dieta, outros praticam uma dieta maravilhosa e não andam um metro.

Insisto: aqueça antes da musculação. Faça UMA SÉRIE de oito a dez movimentos iguais aos que utilizará em cada aparelho, sem ou com mínimo peso. Utilize pesos menores em movimentos sem equipamento. Depois inicie o treino com a resistência proposta.

Comece leve, mas, faça todo dia. Respiramos todo dia, nos alimentamos todo dia..., movimentemo-nos todos os dias.

Se não está acostumado, inicie a musculação sem nenhum peso, apenas faça os movimentos ou com mínimo peso de preferência proposto pelo instrutor. Dia após dia sentirá fortalecimento. O peso mínimo inicial parecerá mais leve. Não, não foi o haltere que emagreceu, gastou com o poder das suas mãos, foi você que ficou mais forte (já mais magro, com certeza). Coloque mais anilhas. Insisto, mais uma vez, comece tudo bem leve, não precisa sentir dor. Eu já senti muita, por isso repito tanto essa recomendação.

Aos poucos vá aumentando tempo de caminhada/corrida (minutos mais) intensidade de peso (algumas gramas, velocidade). É legal se superar a cada dia, faz bem para a emoção, orgulhe-se das conquistas, você estará sempre competindo apenas com você mesmo. Não tenha pressa, encontre e ultrapasse limites até que não precise mais provar nada para ninguém, nem para você mesmo.

Mantenha esse fundamento por toda a eternidade.

Convide sua bisavó para estar junto com você na academia. Ela merece movimento e você a desfrutar da companhia dela, além das histórias interessantíssimas que ela com certeza tem para contar. Sim, ela pode. Cada um deve superar os limites próprios, porque desafio não é o ponto mais alto, mais distante, mas o equilíbrio e a felicidade que Deus deixou reservado em alguma gaveta da nossa Vida. Que tal praticar com a avó, pais, amigos, com o amor da sua vida...? – Legal, verdade? – Agora corra... vá ser Feliz!

Capítulo **XV**

Responsabilidade de Todos

Há um plano proposto pela Organização Mundial da Saúde – OMS, a fim de promover o estilo de vida saudável. Esforços internacionais na luta contra o mal: alimentação errada e ausência de exercícios físicos. A proposta é conscientização baseada em informações válidas.

Problemas cardiovasculares e diabetes matam 34 milhões de pessoas por ano em todo o mundo. Curioso não enxergarmos. Recebemos a notícia de uma centena de mortos num acidente e permanecemos meses falando no assunto. Morrem milhões e não notamos?

- Não vemos, porque são mortes tão comuns, que se diluem no dia a dia e na multidão, já o acidente choca devido ao inesperado. Assim como o infarto de alguém próximo, só nos damos conta dessas graves doenças quando precisamos correr para um hospital, ou para o velório. Então lembramos muito, dói, contudo, logo esquecemos.

Se formos agora a um hospital qualquer e olharmos a "sala de espera" destinada a familiares de pacientes internados na UTI veremos várias pessoas muito tristes, chorando, orando. Por que só daremos valor quando estivermos nós lá, sentados ou nós mesmos internados?

- Trezentos milhões de pessoas são obesas, incluindo vinte e dois milhões de crianças menores de cinco (5) anos de idade (todos dados da época de lançamento do Projeto da OMS). A pergunta que sempre faço nesse momento das palestras: De quem é a culpa por uma criança "estar" obesa, arrisca responder?

Um dia uma senhora me interrompeu nesse momento de maneira, digamos, forte. Ela levantou e disse alto, lá do meio da plateia, numa sala onde estavam cerca de quatrocentas pessoas.

- "Desculpe discordar Dr. Jacyr"!
- Surpreso, perguntei: – "Mas, discordar do quê, senhora"?
- Ela se posicionou um pouco de lado, ainda em pé, moveu seus braços como se houvesse uma criança sentada com ela, e disse: "Como posso não dar salgadinhos e bolachinhas para o meu neto"?
- Após respirar fundo, perguntei: "Quantos anos tem seu neto"?
- Ela respondeu: "Três".
- Fiquei ali parado, um pouco, pois nunca havia passado por essa situação durante uma palestra, então eu disse: "Desculpe, minha senhora. Mas não consigo lembrar de escolher o que entrava de alimentos em minha casa, mesmo eu com cinco anos de idade, imagino com três".

Pais, cuidadores, avós e demais familiares são culpados sim!
- Por desinformação, no entanto, culpados.

Até porque eles mesmos querem se empanturrar de comidas gostosas tendo os filhos como justificativas para irem sempre à lanchonete da moda. Lixo alimentar, altamente palatável, todos elaborados e feitos para vender. Prazer imediato, sofrimento para sempre. Aliás, como muitas outras coisas que não se deve fazer. Pensamento linear, limitante, primitivo. Desejo incontrolável (?). Criança.

- A proposta da OMS é pressionarmos a indústria alimentícia a fazer cortes profundos no açúcar, sal e gordura.

Como seremos capazes de pressionar a indústria?
- Passeatas?
- Ateando fogo em fábricas de alimentos?
- Amarrando-nos em postes?
- Carregando, e aos gritos, placas com frases e imagens fortes para chamar atenção?
- Expondo fotos de cérebros e corações destruídos?
- Piquetes, revolta, histeria em frente a portões trancados?
- Não!
- Basta não comprarmos alimentos sem qualidade.

Interessante imaginar a expressão na face dos diretores e acionistas dessas empresas de "comida", observando gráficos de vendas e lucros despencarem. Para manterem margens de ganho seriam forçados a produzir e vender o que passamos a exigir. Mais caro sim, e daí?

Caro é sofrimento e morte. Basta comprarmos apenas alimentos saudáveis. Aliás, um bom lembrete, coma menos que sai barato – dessa afirmação há muita comprovação científica em todo o mundo acadêmico.

Na prática: Vá ao supermercado e apanhe a cestinha ou carrinho pequeno, para não encher de besteira apenas porque caberia no "carrão grandão". Nunca abra nenhuma porta de vidro naqueles corredores – passe correndo. Contam que lá residem bruxas e seres horripilantes..., nem olhe. No centro do supermercado, proteja-se, acelere, vá logo para o final, lá atrás. O que encontraremos no fundo do prédio?

- Frutas, verduras, legumes... carnes, aves, peixes... Tudo que necessitamos para "sobreviver".

Há estudos que direcionam para seguirmos o "caminho dos desejos". Desde a entrada do mercado até o fundo, apenas **CONVENIÊNCIA**!

- A maior margem de lucro na indústria provém de bolachinhas, salgadinhos de todos os tamanhos, cores, sem pudores – com nomes e brilhos cintilantes, apetitosos, que não valem (quase) nada.

"Leve seus filhos às compras". Há muito ouvimos que não se leva criança a supermercado, não é verdade?

- Sim dizem, contudo, discordo totalmente. Afastar os filhos das compras é coisa de pais fracos que não sabem dizer não aos filhos, consequentemente, mal-educados. Lugar de criança é no supermercado com os pais. Onde mais podemos ensinar a eles valor do alimento, escolhas apropriadas, sabores, enganos?

- Onde mais podemos mostrar que sim é sim, e não é não?

- Como educar os filhos a "caçar e coletar" alimentos saudáveis?

- Como farão isso sozinhos no futuro se os deixarmos em casa jogando videogame, comendo besteiras, enquanto vamos a mercado, feira, shopping, banco, oficina...?

- Como se tornarão "adultos"?

- As crianças estão carentes de orientação, treinamento em diversas áreas da vida. Precisam da nossa companhia, diálogos, relacionamento em paz, para serem pessoas ainda melhores que nós.

Isso se dará apenas se procurarmos também conhecer o que passar adiante, caso não tenhamos aprendido com nossos pais.

Vá entendendo aos poucos, cada vez mais, o objetivo do Programa SUPERCONSCIÊNCIA/FAMÍLIA DO FUTURO em todos as áreas que propomos provocar. Orientação aos adultos para que os filhos... copiem, aprimorem, vençam.

Se quer comprar trigo, que seja integral, nunca refinado. Que seja verdadeiro, não falso integral misturado à farinha refinada. Melhor, compre trigo integral e você mesmo prepare a massa, o pão, bolo, torta. Delícia. Faça com a participação dos filhos, todos juntos na cozinha amassando, sujando, melecando, pura diversão. Muita alegria e pouca quantidade de tudo, menos sal, menos gordura, menos sofrimento mais tarde e mais..., muito mais Família.

Dá pra fazer belas pizzas, maravilhosos pratos, com pouca massa. Seja feliz com a criançada. Mesmo com as "crianças" já adultas.

"O trigo é viciante e causa aumento do apetite" afirma o Dr. Willian Davis no livro Barriga de Trigo. Há muita informação importante neste livro. Polêmica, dizem alguns. Não leia depois do infarto, digo eu.

"Perigo do glúten"!

- Reportagem capa na revista Superinteressante, a qual apresenta um prato de macarrão, esse, no formato de uma caveira. Pode isso?

- Exagero?

- Essa revista não é séria?

Na minha opinião, o glúten incomoda a quem tem intolerância, porém, ao consumirmos alimentos com glúten sempre receberemos grandes porções de carboidratos simples, geralmente refinados. Evite.

Passe no açougue, compre um belo pedaço de "proteína", varie e prefira "magras" e aves. Vá com mais frequência à peixaria e..., Ok. Já comprou o que queria? – Sua lista saudável está com você, não está? Evitou baboseiras, besteiras, "gordices"?

- FUJA, corra à direção do caixa e não olhe para trás. Nem para os lados, talvez para cima para pedir ajuda a Deus e escapar.

No caixa nem pisque para o tanto de balinhas, chocolates e absurdos estrategicamente colocados ali, enquanto você espera para pagar.

Ok. Pode comprar pilhas, barbeador, mas também nunca compre aquelas revistas ali penduradas que só intencionam vender "coisas" para você, geralmente tolices. Tudo sempre "muito" patrocinado.

Precisamos definitivamente sair da "Zona de Conforto". Tenho certeza: você vai fazer a sua parte.

- *"Ah Meu Deus. Esse cara acha que agora a gente só vai comprar o que ele quer, o que ele pensa, o que ele..."*.

Você pode estar imaginando isso mesmo, mas não é verdade. Só quero que todos nós tenhamos armas – instrumentos válidos – para nos defender de nossos próprios desejos (e armadilhas). Quero que aprendamos juntos a dar a nossos filhos melhor oportunidade para eles "sobreviverem" e serem mais saudáveis e felizes. Por falar em felicidade, deixe-me contar como aprendi a fazer PIZZA (sem massa).

Quer saber?

- Numa noite de domingo, minhas irmãs me chamaram para uma pizza (hábito que muita gente pratica para encerrar o final de semana). – "Passa em casa depois da missa..."

- "Ok! Respondi ao convite.

Enquanto foram à missa, eu ao mercado. Comprei tudo o que se coloca em cima de diferentes pizzas, menos o trigo (que vai embaixo). Muitos vegetais – carboidratos complexos – fatiei, piquei algumas proteínas magras como frango desfiado, atum, montei cinco diferentes travessas. Um pouco de queijo mozarela para cobrir tudo, parmesão ralado (apenas o sal dos próprios queijos), azeite de oliva e.... forno!

Enfim, chegaram. Cara de poucos amigos, mínimas falas e *voilá*. Para resumir, falsas pizzas servidas. Rapidamente sumiu a primeira travessa..., duas, três, foram as cinco. Lá pelas tantas, todos rindo, conversando e se divertindo, minha irmã mais velha, como do nada, respira fundo e sai-se com essa:

- "Veja gente! Se fosse pizza 'normal' a essa hora já estariam alguns jogados, largados no sofá, com sono, outros resmungando, loucos para irem embora... e até que está uma delícia"!

Vamos falar a verdade, uma pizza de verdade é imbatível, mas... dá para fazer muita coisa boa com alguma criatividade. Hoje, são muitas pessoas que postam em mídias sociais ou mesmo mandam mensagens informando terem feito as "falsas pizzas" que ouviram e aprenderam nas minhas palestras e "amaram". Sim, todos gostam.

"...informação nunca é demais. Eu e meu namorado estivemos nas palestras do Dr. José Jacyr Leal Jr. A última tratava sobre alimentação.

Amei! E foi bom para que o meu namorado me desse mais ouvidos e entrasse mais na onda da alimentação equilibrada, saudável". Mensagem que recebi hoje enquanto revia o texto, fevereiro/2019.

Em tempo: em vez de trigo como base da pizza experimente brócolis ou couve-flor moídos, prensados e fritos. Fantástico. Pesquise outras maneiras de fazer, com ricas misturas saudáveis.

Posso explicar agora como preparo meu churrasco?

- Carnes diversas, mas com pouca gordura e "sem sal". Quem disse que precisa daquele monte de sal grosso cobrindo tudo?

- Como tempero minhas carnes ganham diversas ervas. Simples. Nada raro ou especial. Preparo, asso, sirvo belos e suculentos pedaços de carne, sempre com uma apetitosa e rica salada a ser apreciada como "primeiro prato".

Os convidados bem recebidos, sentados à mesa, quando noto que estão alegres, sorrindo, distraídos e conversando com a taça de um bom vinho às mãos, pergunto: – "E aí, como está a carne"?

- Boa, ótima..., exclamam prontamente.

Ou todos são educados e mentirosos, ou estão mesmo gostando. Então eu explico: – "Sabiam que não tem sal"? – "Como assim"?

- A surpresa é geral.

Uns falam, outros apenas se entreolham com uma cara esquisita.

"Insisto, não tem sal, apenas ervas" (e você pode acrescentar o que mais inventar com sua criatividade culinária). Claro, sempre tem um "dãã que olha com cara de paçoca" e diz: "bem que eu vi" e segue comendo com cara de nojo e descrença.

- "Perceberam que também não tem aquele pão de alho"?

- Éééé...?

- "Sim. E onde está a maionese, a farofa, o arroz branquinho"?

- Começam a rir. Se dão conta que tudo estava e está bem. Apenas carnes, saladas variadas e..., vinho. Ok. Refrigerante "zero" também.

Todo mundo feliz, sem ninguém ficar cansado, acabado... (adiante contarei da leseira sempre provocada pela hipoglicemia rebote, somada ao excesso de gorduras e dificuldade de digestão).

Sabiam disso?

- "Dizem que cada vez que alguém prepara um macarrão instantâneo da marca tal, e tal (indiferente qual) morre uma fada no Universo".

Ensino esse, que um dia poderá se tornar popular – se permitirmos. Salvaremos fadas e crianças.

Para "não permitir" mais tanto sofrimento, vamos a mais dados:

- Força-Tarefa Internacional Contra a Obesidade, um grave alerta:

- Crescimento de 66% da obesidade infantil nos Estados Unidos nos últimos 20 anos. Brasil, 240% no mesmo período. Consequências?

- Em dezembro de 2010, ultrapassamos em número a obesidade infantil norte-americana e ganhamos redução de 5 anos na expectativa de vida de nossos filhos (diminuição da longevidade). Claro, com a elevada incidência de doenças crônicas, iniciando cada vez mais cedo não há organismo que aguente por muito tempo.

O que conquistamos no quesito longevidade em um passado recente estamos perdendo, regredindo.

E aqueles que ainda avançam, muitos carregam sacolas e sacolas de medicamentos para controlar patologias, nem mais curar.

Qual preço dessa frágil longevidade?

- Mesmo quando não morremos, vivemos doentes, com sequelas físicas, emocionais e financeiras, por toda uma triste e difícil vida.

Já escrevi sobre isso, apenas comento mais uma vez por serem dados dessa pesquisa (e pela importância).

Estamos numa curva descendente. Tenho amigos morrendo agora com 50, 60 anos de idade. Isso não é brincadeira.

Completei 59 anos em maio. Onde estão meus amigos?

- Apenas alguns deles vêm me ouvir nas palestras. Por quê?

- Preferem morrer a me ouvir?

- Sim, porque é muito difícil para todos nós assumir mudanças, principalmente as relacionadas às necessidades primitivas de prazer e recompensa. Muito medo, somos muito imediatos.

Estaremos, homens e mulheres, cada vez mais "acima do peso" e já está previsto ultrapassarmos a obesidade adulta norte-americana em 2020. Oitenta por cento dos problemas podem ser evitados com a conscientização das famílias e dos médicos. O que você acha que estou tentando fazer aqui?

- Conscientizar você e a todos nós.

O que mais quero com o Programa SUPERCONSCIÊNCIA/FAMÍLIA DO FUTURO?

- Adivinhe. Ver você feliz, por muito mais tempo.

Recebi a fotografia da filha de uma paciente que fiz o parto. Menos de dois anos de idade. Mesmo com toda orientação que ofereço durante a gestação, incluindo nutricional, a foto mostra a criança olhando espantada pra bolachinha que segura docilmente com a mão esquerda, e na bolacha uma marca que delata já ter sido "experimentada". O molhadinho nos lábios revela que o sal, a gordura e o açúcar daquela bolacha já estão agindo em receptores sensitivos neurais.

Olho também a testa, acima daqueles grandes olhos amendoados, lindos, faz-me lembrar que ali, atrás do osso frontal, reside o lobo frontal cerebral, ainda naturalmente não conectado, imaturo, e, portanto, incapaz de defender a criança daquela agressão alimentar. (Como no alcoolista, a bebida alcoólica desconecta essa área, impedindo decisões mais complexas – daí encrencas para bêbados..., e crianças puras).

Passo a imaginar o súbito aumento da glicose no sangue dela e a sequencial elevação das endorfinas. Prazer e satisfação. Ok, sou doido, contudo, não mais que a mãe dela, que, apesar de toda orientação, ainda ignora o mal que causa à própria filha. Essa criança logo será incapaz de resistir ao vício alimentar e aos insistentes picos de insulina.

Consequências para ela?

- Todos sabemos, não preciso mais comentar, basta hoje olhar crianças, jovens, adultos..., nas ruas.

Após começar a apresentar essa imagem (autorizada) nas palestras, recebi muitas fotos de mães mostrando os filhos devorando pepinos, brócolis, alface e, aparentemente, gostando. Claro, enquanto a criança não conhecer pizza calabresa, brócolis "entra frouxo".

Mães precisam compreender que o paladar das crianças não está viciado, como o delas. Que o próprio leite materno, para nós, tem sabor não muito agradável, no entanto, para a criança é um néctar delicioso. Por isso mesmo, alimentos saudáveis e naturais, quando passarem a fazer parte da dieta dos pimpolhos, NUNCA deverão ser adoçados ou salgados pelo gosto e paladar da mãe.

Muitas crianças abandonam a amamentação porque depois de experimentar sabor "melhor" deixam de comer o que vale a pena. Irresponsabilidade sem tamanho. Um dos motivos, entre vários, como pressão familiar para que a mãe pare de amamentar (conto mais depois).

Pode?

- Sociedade-Ilusão.

Capítulo **XVI**

A Pirâmide Alimentar

Marco na orientação alimentar em todo o mundo, um conceito gráfico desenvolvido pelo Departamento de "Agricultura" Norte-Americano, em 1992, apresenta diversos alimentos distribuídos no formato de uma pirâmide, agrupados de acordo com características e qualidades nutricionais similares. Quanto mais na base da figura, maior deveria ser o consumo, quanto mais para cima, em direção ao ápice, menor deveria ser a escolha desses alimentos pela população. Maior a base, menor o ápice, explica a escolha do formato de uma pirâmide.

Na base, a primeira pirâmide apresentava pães, massas, arroz e demais cereais – muitos carboidratos. Curioso, o que os Estados Unidos mais produziam e exportavam. Não vamos ver "maldade" aqui, ainda.

A justificativa "científica" era reduzir a ingesta de gorduras porque se acreditava, na época, ser a causa das doenças cardiovasculares – já que as placas encontradas nas paredes das artérias doentes são formadas predominantemente por gorduras.

Assim, a lógica linear estava correta: "abaixo gorduras, frituras..."

No entanto, "*o aumento do consumo de carboidratos refinados fez explodir o número de pessoas obesas, hipertensas, diabéticas, cardíacas e com acidente vascular cerebral, dando início ao conceito da Síndrome Metabólica*" – *Luna* 2006;82-3.

O resultado da proposta pirâmide foi contrário ao esperado, aumentado e não aumentando a incidência de muitas doenças metabólicas.

Por quê?

- O que é Síndrome Metabólica?

- Metabolismo é o funcionamento natural do nosso corpo, células e sistemas – energia e fisiologia.

Nossos alimentos são "matéria e energia" acumulada nelas, necessárias para que o organismo possa exercer adequadamente funções estabelecidas – para viver.

- Síndrome é um conjunto de sinais e sintomas que caracterizam uma doença. Portanto, síndrome metabólica contempla sinais e sintomas que se originam por uma "desorganização no metabolismo".

A base, a origem dessa desorganização, está (1) na péssima qualidade dos alimentos que escolhemos para consumir; (2) nas informações ruins que recebemos do marketing para ilusoriamente buscar naqueles alimentos a matéria e energia tão importantes para a vida.

A medicina foi dividida em "departamentos corporais" e assim surgem especialistas. Grande parte dos médicos ainda não se deu conta que o fundamento (a origem, as causas de muitas doenças a que dedicam tantos diferentes e caros diagnósticos e tratamentos) é o mesmo.

Os sinais e sintomas dependem do sistema corporal mais adoecido (o mais machucado, ou primeiramente lesado – todos serão lesados).

Se a agressão levar primeiro a um problema nas artérias do coração, procuramos um cardiologista; se a artéria rompe antes no cérebro, procuramos um neurologista (se der tempo); assim por diante. Se afetar o pâncreas, vamos ao endocrinologista, pois fomos premiados com diabetes; se os ciclos menstruais na mulher começarem a alterar e/ou ela não conseguir engravidar, o ginecologista anotará na ficha o estigma, um carimbo: ovários policísticos.

E a vida segue com uma variedade enorme de doenças que, na realidade, muitas encontram boa parte da causa em nossa péssima alimentação, dita de hábitos ocidentais.

Claro que não é apenas essa a origem das doenças, elas possuem inúmeras causas interligadas, no entanto, o que aponto, cabe aqui, nesse momento.

Por favor, doutores permaneçam calmos e compreendam minha intenção, o fator alimentar importa muito, sim.

Apesar de todos os problemas constatados com o uso da pirâmide ela continua a ser proposta e ensinada até hoje por muitas nutricionistas e nutrólogos, até em centros de referência em saúde.

Quando da minha Pós-Graduação em Qualidade de Vida na PUC, uma senhora, com Doutorado em Fisiologia do Exercício, apresentou a pirâmide antiga. Quando a questionei, ela simplesmente disse "não haver dados científicos suficientes que pudessem negar a utilização dela", mesmo nós dois sabendo que a Universidade de Harvard havia apresentado nova versão da pirâmide, seis anos antes daquele dia.

Então vamos lá. Por causa dos problemas causados pela Pirâmide do Departamento de Agricultura, a Universidade de Harvard elaborou uma pirâmide muito diferente. Todos os carboidratos refinados, antes na base, foram distribuídos no ápice da figura, isto é, se você escolher consumir, faça, contudo, em mínima quantidade. Uma nova proposta, totalmente inversa da anterior.

Na base, para manter em nós bons níveis de energia, Harvard fez com que permanecessem presentes os cereais, porém, apenas INTEGRAIS, devido ao menor índice glicêmico, comparado com os refinados, e, claro, possuírem quantidade muito maior de nutrientes como fibras, vitaminas e minerais. Nessa mesma posição, base da pirâmide, incluiu todos os alimentos ricos em ômega-3. Até mesmo suplementos de ômega-3 tornaram-se válidos à utilização. Estudos autorizavam maior aporte para o equilíbrio nas relações entre as diversas gorduras, o que já citei.

Pesquisas atestam diminuição significativa do número de casos de infarto e acidente vascular cerebral em grupos submetidos à suplementação de ômega-3, fato amplamente divulgado pela Sociedade Norte-Americana de Cardiologia.

Trabalhos que contestam esquecem: pessoas que ingerem ômega-3 e permanecem com hábitos ruins não encontraram benefícios.

A partir da base seguindo direção acima à nova pirâmide, estavam vegetais diversos, proteínas de aves, peixes e carnes. Ainda naquele momento Harvard manteve o leite (ugh) posicionado, perto do topo, logo abaixo de onde estavam cereais refinados e doces, esses num reinado absoluto no ápice, assustados por tamanha afronta contra tanta gostosura. Diferente da pirâmide social, estar na base da pirâmide alimentar é muita, muita glória, no topo é..., bem, deixe pra lá.

Resumo para o café da manhã, segundo Harvard: quase nada de pães, cereais refinados e leite. Infelizmente, ainda é o que mais se consome nas manhãs por todo Brasil e em todo o mundo. Entenda desse modo e cada vez mais a origem de tantas doenças.

Um padre que acolhe moradores de rua disse para mim em um evento não entender por que tantos daqueles pobres homens e mulheres, apesar de comerem pouco, estavam cada vez mais se tornando diabéticos. Você começa a entender agora, não é verdade?

- Resultado da péssima qualidade das nossas "comidas".

Vivas mais uma vez para "ovo e bacon", nada de famosos cereais matinais nem exageros. Calma, nem tanto ao mar, nem tanto à terra.

Também, pela primeira vez, Harvard reconheceu não só a necessidade de ômega-3, mas também a suplementação de multivitamínicos e minerais. Reconhecimento, fruto da observação não só do menor consumo de alimentos ricos nesses elementos e, portanto, saudáveis, mas no reconhecimento da perda absurda de nutrientes desde a origem, no processo de produção e a entrega dos alimentos industrializados.

Não por uma culpa, digamos, proposital da indústria, no entanto, torna-se cada dia mais difícil, se não impossível, produzir quantidade tão grande de alimentos e, no final do processo, conseguir que ainda reste algum "alimento". Nutrientes são perdidos no caminho.

Há tentativas para melhorar um pouco esse prejuízo em nossa "comida" e lemos nos rótulos: *"Alimentos enriquecidos com ferro e ácido fólico"*. Sim. Mas onde estão outros importantes nutrientes, pergunto?

- Resta apenas a presença e o domínio absoluto assumido pela tríade que denomino..., maldita: sal, açúcar e gordura!

- Não aceitei o que Harvard propôs. Ainda não alcançava uma lógica que persistia em minha cabeça. Quem acompanha meu programa de palestras, de há muito tempo, testemunhou fortes críticas que fiz.

Para mostrar como eu pensava, construí minha própria Pirâmide e passei a apresentá-la para minhas pacientes e divulgar nas palestras "Alimentos, Vida e Saúde".

Para começar concordo sim com a Universidade de Harvard quando propôs a pirâmide contrariando àquela do Departamento de Agricultura. Já, na base, os cientistas inovaram. Incluíram uma faixa para valorizar "atividades físicas e controle de peso". Claro, sou a favor, fiquei contente com isso. Mantive, mas quero incluir alguns comentários:

- Vida é movimento, sim. No entanto, a maioria das pessoas não gosta de atividades físicas (tese de mestrado na USP observou que 87% das pessoas não toleram frequentar academias). Simplesmente porque "não é natural" para o ser humano se exercitar dessa maneira. Imediatamente devo dizer: por favor, quem frequenta academias e se exercita "desse modo" não pare. Eu mesmo costumo praticar em academias, contudo, devemos admitir: é difícil, é complicado, repito, "não é natural".

Por milhões de anos o homem caminhou, caminhou, caminhou... todo dia atrás de alimentos. Agachou, levantou, agachou novamente..., corria pouco, apenas para atacar a caça ou para fugir quando percebia ser ele mesmo a própria caça. Banhava-se em mares, rios, lagoas..., e jogava, brincava, pulava..., feliz, dançava..., para quê?

- Dançava para comemorar a CAÇA E A COLETA. Conseguir alimento era questão de vida ou morte. Muita alegria e festa no Grupo.

Acredito que aprendemos a orar antes de comer pelo mesmo motivo. Sim, importa agradecer aos deuses por não morrer de fome quando conseguíamos alimento "à mesa". Hoje pouca gente mantém esse hábito de agradecer, porque basta colocar o congelado no micro-ondas, ligar a televisão. Nem precisamos mais lembrar de Deus. Distraídos, o diabo coloca lixo em nossa... Glup! Esqueça o que escrevi aqui.

Não corríamos maratonas, nem ficávamos "bombados" levantando pesos, tampouco nadando sem parar em um rio azul, de um lado para o outro. A tendência era preservar energia. Nenhum animal além do Homem gasta energia à toa, já pensou nisso?

- Hoje, podemos sim caminhar 40 minutos por dia, e há resultados animadores mesmo se fracionarmos esse tempo em períodos de duas ou até três vezes ao longo do dia. Contudo, devemos fazê-lo sempre e somadas com as nossas atividades habituais. É muito mais natural. Releia (muitas vezes) o capítulo "VAMOS PREPARAR A CARNE II".

Andávamos muito até encontrar alimento. Então, com técnica, determinação e alguma sorte, depois de abatida a caça, tínhamos que a destrinchar em pedaços menores para conseguir carregar "nossa sobrevivência" até a aldeia. Precisávamos afastar outros animais do caminho..., tente imaginar, dura era a vida física..., houvesse..., força e resistência.

Hoje vamos a pé até a geladeira (deboche) e de automóvel ao supermercado (ao lado). Colocamos as compras num carrinho com rodinhas... algumas pessoas pedem para carregarem os pacotes até o carro, do carro para casa..., elevador. Perdemos muitas oportunidades diárias para ativar e exercitar nosso aparelho circulatório, sistema pulmonar, endócrino e locomotor. Ah, e coletamos o quê Harvard? – Pães integrais? E caçamos o quê Harvard?

- Aí! Alguém já caçou uma broa de centeio na savana africana?

- Já participou de safari para encontrar bolos e tortas integrais, ou coletar salgadinhos e docinhos "irados" da primeira pirâmide alimentar?

- Já correu com uma rede nas mãos atrás de pãezinhos "saudáveis" enquanto eles fugiam gritando em desespero mesmo que carregando mais peso em fibras, vitaminas e minerais?

- Não, não é mesmo?

- Por isso discordei de Harvard. INTEGRAIS NÃO SÃO BASE. A base da alimentação humana é "caça e coleta". Coletávamos frutas, verduras, legumes (base da minha pirâmide), caçávamos peixes, aves, carnes selvagens – magras (logo acima da minha base).

Simples como deve ser.

Hoje em dia, com relativa segurança, caçamos e coletamos no supermercado, NUNCA na PADARIA ou CONFEITARIA. Desculpe, mas... segurança ainda relativa. Dependemos de ótimos controles sanitários, higiene, data de validade e das escolhas que fazemos.

Das frutas, verduras, legumes e hortaliças retiramos minerais, vitaminas, fitonutrientes, aminoácidos, elementos importantes para a vida, além da adequada energia presente nesses vegetais. Dos animais – peixes, aves e carnes de gado (gado, leia-se, todo agrupamento de um mesmo "bicho" maior) – obtemos principalmente aminoácidos para produzirmos proteínas construtoras, muito ferro, sim, vitamina B_{12} e outros elementos vitais para a saúde. (Vegetarianos, perdoem-me, não vamos discutir agora, mas, nosso cérebro cresceu muito, graças a esse grande aporte nutricional que encontramos na natureza. Se não fosse por isso, nosso neocórtex não existiria em capacidade e desenvolvimento atual).

E evoluímos dessa maneira por milhões de anos. Até que, dez mil anos atrás, o homem inventou a agricultura. A partir daí Harvard, apenas há 10 mil anos, foram introduzidos cereais em nossa alimentação – e, mesmo assim, apenas integrais (não havia outro tipo, nenhum refinado).

Portanto, cereais não podem ser a base de pirâmide que se pretende chamar saudável para a Humanidade – não há lógica evolutiva. Na minha pirâmide, integrais pertencem ao terceiro bloco, de baixo para cima.

Costumo afirmar que Cristo comia pão integral em nada comparável ao "integral" que conhecemos hoje. Rodeado de pescadores (peixes sem poluição ou contaminação), alimentava-se de nozes e tâmaras, e andava todos os dias, por toda aquela região (um maravilhoso sol produtor de vitamina D, diretamente na pele). Por isso Ele era bonitão, saudável, elegante, "um cara sarado".

Você leu na Bíblia aquele episódio-versículo sobre Jesus, impedido de fazer milagres por causa da gripe? Ficou ele três dias descansando à sombra de uma oliveira tomando chá de funcho, e depois levantou?

- Não, não é verdade?

- Recuperou-se no terceiro dia. E mais, "engripou" apenas pela mania que tinha de andar descalço em cima d´água, não se agasalhava nas tormentas e falava grosso de frente para os fortes ventos.

Sei..., não se brinca com Jesus.

Quem disse isso?

- Não se ofenda, é brincadeira, Jesus é meu amigo e companheiro desde a infância. Ele adora nos ver feliz. Sinto liberdade ao brincar com Ele todos os dias. Faça isso também. Ele adora sua companhia, mas esse é assunto para o Livro Você, Ciência e Espiritualidade. Mesmo assim, se eu te incomodei, perdoe-me (70 × 7...). Sorry.

Bloco ápice da minha pirâmide estão as comidas que nem deveriam existir. De tão importante preciso insistir aqui. Somente de 50 anos para cá, a indústria alimentícia tomou posse de nossos alimentos, principalmente pães, arroz, massas e refinou, processou, modificou, encheu de gordura saturada, gordura trans, açúcar, sal, corantes, conservantes, aditivos... etc. Leva 100 mil anos para ocorrer pequena mutação genética que permita nossas adequações diante das mudanças no Planeta.

O que são 50 anos diante de 100 mil?

- Impossível para o ser humano, ou qualquer outro ser vivo, produzir adaptação. Difícil até mesmo durante aqueles 10 mil anos de agricultura. Por isso não posso aceitar que cereais integrais devam ser base da pirâmide e, desse modo, segui com a crítica à Pirâmide de Harvard.

Com uma seta voltada para cima e, a partir do bloco de integrais, delato os últimos cinquenta anos de nossa era onde escrevo a palavra DOENÇA e todos os exageros que provêm da indústria de alimentos.

Outra seta para baixo, a partir do mesmo ponto, indico as escolhas que oferecem SAÚDE. Para terminar, ao lado da minha pirâmide, fiz uma lista dos "verdes", ricos em cálcio, ferro, magnésio..., e abaixo, um rol "de todas as cores dos alimentos"; vegetais considerados verdadeira farmácia natural. Também diferencio com uma lista as carnes com mais gorduras daquelas que possuem menos.

Como dizer um grande NÃO pra indústria de alimentos e para os nossos desejos e vícios? – "Pare de comprar"!

- Pense: se os lucros da indústria despencarem eles precisarão descobrir um modo de criar "macarrão saudável". Que tal uma lasanha congelada integral, rica em nutrientes, para agradar a nova e mais exigente Humanidade?

- Você!

Já disse, não sou contra a Indústria. Agora resta a você decidir. Claro, pondere essas informações, afinal nem tudo é tão ruim, porém, há motivos claros para eu ser grosseiro, radical. Desejo parar a dor e, para isso, provocar urgentes mudanças mentais.

Harvard, um dia, acordou. Envergonhada, não desejou mais reproduzir o formato de pirâmide e criou o "Prato Saudável". Metade (½) destinado a muitos e variados vegetais (pouca quantidade de frutas, por essas carregarem mais energia). Note, aproximaram-se da minha pirâmide. Dizem também "pouca batata", pelo mesmo motivo, a grande quantidade de glicose. Curioso, referem-se apenas a batata, provavelmente devido à forte presença dela na cultura americana. Contudo, devo ali acrescentar: poucas raízes como a beterraba, cenoura e outras, não apenas batata, e pelo mesmo motivo da orientação de poucas frutas.

Lembre-se: apesar de serem saudáveis e ricas em vitaminas, minerais e fibras, devemos respeitar a grande quantidade de glicose.

Harvard manteve os óleos ricos em ômega-3 – legal; ¼ do prato reservado para peixes, aves, carnes e nozes (evite embutidos); ¼ para grãos integrais (esses perderam a grande importância e posição que tinham na base). Agregaram ao prato: água, chás, café com pouco açúcar e alertaram para que sejam evitados sucos e bebidas doces – provavelmente também pelo elevado índice glicêmico. Finalmente, pela primeira vez, determinaram: evite leite. Não tiveram coragem de extingui-lo da alimentação humana.

Talvez na próxima.

Espero.

Capítulo **XVII**

GENÉTICA – NOSSO DNA E OS ALIMENTOS

Um "confronto final" entre a pirâmide do Departamento de Agricultura Norte-Americano, 1992, e o que penso sobre isso.

Certo dia, em meu consultório, ao comentar com uma nutricionista sobre as diferenças entre as tantas pirâmides, ela prontamente se posicionou em defesa da Pirâmide do Departamento de Agricultura Norte-Americano, a mais antiga, e complementou:

- "Não Dr. Jacyr! É muito importante existirem carboidratos na base da nossa alimentação, como as principais "comidas" oferecidas à população. Macarrão, pães, mesmo refinados, porque fornecem energia".

Ok, obter energia, repor glicose..., mas de que maneira?

- Não quis entrar em debate com ela sobre isso. Assim que deixou a sala de consulta fiquei imaginando quem na natureza carrega genética semelhante à nossa, como consequência uma fisiologia parecida, e o que será que esse "ser" come habitualmente. De onde obtém energia?

Lembrei do nosso irmão, o gorila. Sim, e o primata mais próximo é o chimpanzé, mas pensei no gorila devido ao porte e à força.

Pesquisei quais alimentos ele procura na natureza e encontrei frutas, diversos vegetais, amêndoas, insetos (hugh – riquíssimos em proteínas), pequenos pássaros, pequenos animais..., decididamente, não existe panificadora na selva, nem pasta italiana, rosquinhas. Chimpanzé é também onívoro como nós. Sim, um onívoro iniciante, primal que come mato e alguma "carninha". Precisa de muita energia, e de onde vem tanta energia?

- Plantas e animais.

Pensei depois também no búfalo e no leão.

O búfalo enfrenta um leão com poder suficiente para afugentá-lo.

O búfalo é um animal fraco ou forte? – Se come só mato e capim, deve ser fraco, segundo a lógica daquela nutricionista. Bem, melhor não encarar, ele é muito forte sim. Fuja, não acredite na força do seu macarrão para encarar a vida – só dá sono (graças à baixa glicose rebote).

É verdade. Há muita energia nas plantas para herbívoros, como o búfalo, e para nós. Vamos então comer mato. Verdes de todas as cores.

E o leão que só come carne..., tadinho. Força somente para caçar (ainda manda a leoa fazer o trabalho). Dorme o dia todo, na sombra. Caça quando a fome não lhe dá outra saída.

A quantidade de energia contida na carne existe, mas é menor do que a presente no mato. Glicose na forma de reserva, glicogênio e bastante proteína, essa que também pode ser utilizada como fonte de energia quando falta glicose. Gasta-se também muita energia no processo de digestão e absorção de proteínas da carne. Um bife consome aproximadamente metade da carga energética que possui apenas para a própria digestão.

Dei-me conta desses fatos quando decidi experimentar a famosa dieta da proteína, uma das dietas da moda. Cinco dias comendo apenas alimentos proteicos e nada de carboidratos. Nesse curto período, queimei praticamente toda glicose e glicogênio reserva de meus tecidos corporais (reserva de glicose existente nos músculos, cérebro, fígado...).

Fato. No quinto dia da dieta fui ao hospital onde interno minhas pacientes. Habitualmente, não uso elevador e subo correndo seis lances de escada para alcançar os apartamentos. Nesse dia, abri a porta de incêndio que dá para a escada e quando me posicionei com a intenção de começar a correr percebi que não tinha forças. Meu corpo pendeu lateralmente na direção do corrimão. Não caí, nem estava tonto, apenas fraco demais. Subi lentamente um lance pela escada, desisti e optei por seguir o resto do percurso no elevador.

Assim que voltei pra casa corri repor glicose das frutas e verduras. Nunca mais dieta apenas com proteínas. Perdi peso com a experiência, porém, à custa de gasto de glicogênio, perda de músculos e água.

Outro dia assisti a um programa de televisão que apresentava experiência realizada em gêmeos idênticos e essa dieta da proteína. Dois homens adultos, similar compleição e capacidade física. Alguns dias de um com dieta equilibrada entre macros e micronutrientes, o outro, com dieta da proteína. Ambos passaram pelos mesmos testes de esforço. O que usou dieta proteica "perdeu" em todos os testes. Grande espoliação de glicose. Ficou para trás, sem energia, sôfrego nos exercícios.

"Eu?

- Eu não quero ficar para trás. Adeus dieta da proteína".

Muito bem. Valeu a experiência. Mais do que isso, modifiquei minha pirâmide. Atualizei. Já que Harvard me alcançou, decidi zarpar para um mais avançado conceito em nutrição. Troquei a ordem da base. A que fundamenta, portanto, a maior na minha pirâmide agora está reservada às proteínas, para que possamos manter estrutura muscular adequada e ainda menor nível glicêmico/calórico. Menos caloria de modo permanente corrobora com as atuais evidências científicas, real benefício para a longevidade saudável. Na segunda seção, logo acima das proteínas, deixei os vegetais: frutas, verduras, legumes e hortaliças, para não abrirmos mão do equilíbrio energético e da farmácia natural.

Ok. Um dia Harvard me alcança novamente. (Metido eu, não?).

Vamos agora argumentar um pouco sobre bioquímica, lógica metabólica dos carboidratos refinados e integrais.

Responda-me o que você acha mais saudável entre duas opções:

- Pão branco refinado (arroz, massas) ou uma colher de açúcar?

- Pense antes de responder. Nem vou incluir aqui neste raciocínio o sal e a gordura daquele pão, ou a gordura trans (proibida), muitas vezes utilizada, porque deixa o pãozinho crocante e delicioso.

O pão, que usualmente muitos comem todos os dias, como exemplo, o pão francês, é produzido com farinha de trigo constituída por um dissacarídeo chamado **MALTOSE**. *Di*, significa 2 (composto por dois açúcares) – duas moléculas de açúcar simples – já conto quais. O açúcar refinado, de cozinha, também é um dissacarídeo chamado **SACAROSE**. Do mesmo modo, formado por duas moléculas de açúcares simples, no entanto, diferentes da anterior.

Vamos avaliar que moléculas são essas: a maltose presente "no pão" é composta por duas moléculas simples de glicose (glicose + glicose), já a sacarose encontrada "no açúcar" é composta por uma molécula de glicose e uma de frutose. Portanto, o açúcar possui na "fórmula" metade da glicose quando comparada ao pão (arroz, massas...).

O PÃO POSSUI MAIS GLICOSE QUE O AÇÚCAR

Glicose exige presença de insulina circulante, hormônio produzido pelo pâncreas que, entre tantas funções, abre as portas das células para a entrada da glicose. Essa, uma vez dentro das células, busca estruturas chamadas mitocôndria e, por meio da queima do combustível-glicose em presença do oxigênio obtido pela respiração, fornecerá energia que possibilitará as funções metabólicas celulares. Maravilha. O problema, portanto, não é a glicose, mas o excesso de glicose e insulina. Nunca é demais repetir isso: excesso quando comemos pão (arroz, massas...).

Frutose não exige presença de insulina para ser mobilizada e servirá como depósito, reserva de energia nos tecidos corporais – músculo, fígado, cérebro. Portanto, aquele pãozinho usual todas as manhãs fornece o dobro da glicose e, como consequência direta, o dobro da exigência na produção de insulina, mais que o próprio açúcar.

Enfim, minha ironia. Quer dar glicose para um "serzinho" que bebeu mais álcool do que devia, não precisa soro, ofereça um pãozinho (claro, se ele ainda estiver consciente para não se engasgar).

Observação importante: maltose está presente no AMIDO, daí a orientação no Prato Saudável de Harvard para evitar batata (ao que eu repito: cuidar da alta ingesta de raízes: beterraba, cenoura, aipim etc. Diminuir, assim como propomos o mesmo para frutas, devido à quantidade de energia também ali acumulada na forma de glicose e frutose, entretanto, todos esses alimentos vegetais, ainda são muito saudáveis graças à quantidade de vitaminas, minerais, fibras e fitonutrientes.

Meu pai, após assistir a uma das minhas palestras sobre alimentos, comentou assim: "É verdade. Se mastigarmos miolo de pão, logo sentimos doce". Ele tem razão, ptialina, enzima digestiva presente na saliva, é a primeira a iniciar o processo de digestão, quebra dos açúcares, ainda em nossa boca. Ok. Manda o bêbado mascar miolo de pão e ele terá recuperação mais rápida. É muito veloz a absorção da glicose.

A frutose, quando em excesso, também causará transtorno pela quantidade de glicose que se transformará, em parte é a origem da epidemia de obesidade que se desenvolveu nos Estados Unidos. Enorme produção de milho na agricultura norte-americana fornecendo um sem fim de possibilidades de produtos comestíveis àquele mercado baseado na frutose do milho. Todos nós conhecemos esse problema, alguns visíveis em nossas próprias "curvinhas".

Muito bem. Pela manhã comemos, alegres, o "pãozinho nosso de cada dia". Sendo um produto refinado, como sempre, a quantidade de glicose ingerida é muito elevada, além da alta velocidade de absorção promovida pela quase total ausência de fibras.

Você sabe por que é solicitado jejum por tantas horas, para colher sangue num laboratório, logo pela manhã? – Para que possamos medir o "nível basal" de glicose. É uma avaliação da função do pâncreas, se ele produz ou não insulina de maneira adequada.

Aquela glicose do pãozinho gera enorme "pico glicêmico" – aumento máximo da glicose no sangue. O pâncreas leva um grande susto com tanto açúcar na circulação e despeja alta quantidade de insulina para resolver "o problema que nós mesmos criamos".

Pico de insulina em resposta a pico de glicose que conscientemente ingerimos. Como a função da insulina é colocar glicose para dentro das células, é exatamente isso que ela faz: derrubamos os níveis de glicose no sangue. As células, cheias de combustível (glicose), produzem toda a energia que necessitam para trabalhar e, como não são bobinhas, estocam o que sobra na forma de gordura – já viu né?

- A insulina também tem, entre outras funções, a tarefa de colocar (estocar) parte da gordura, que agora circula "meio perdida", dentro dos vasos sanguíneos, para o interior das células adiposas. As gorduras fazem a festa na circulação e depois descansam em nossos pneuzinhos.

Para seguir o raciocínio do café da manhã, "regado" a pãezinhos, graças ao trabalho da insulina desaparece rapidamente a glicose da circulação. O cérebro é avisado imediatamente disso e cerca de 20 minutos depois que você comeu... FOME! Os centros da fome são informados que há pouca glicose no sangue (geladeira, desculpas, planos...).

A indústria de alimentos acrescenta gordura (por oferecer maior palatabilidade) e sal (para "lembrar" a você onde encontrar tanta glicose). Assim como zumbi, você come cada vez mais, e ainda que sinta culpa, volta a comer. Segue o dia ouvindo, além da sua consciência, a indústria informando em todas as mídias que..., "é impossível comer um só"; – "coma sem parar"... e dá-lhe bolacha durante toda a manhã.

É assim mesmo ou estou delirando, vendo coisas onde não existem, por falta de açúcar no meu sangue, talvez?

- Qual o problema desse hábito diário de glicose, glicose, glicose?
- Picos de açúcar mais picos de insulina... leva à hipoglicemia.

Novos picos de açúcar, mais picos de insulina..., dia após dia, e começamos a produzir e conhecer o que é "resistência insulínica". Isto é, a insulina começa a ter dificuldades para exercer a ação de colocar glicose para dentro das células.

No primeiro momento, para compensar esse problema, o pâncreas passa a produzir cada vez mais insulina.

Como o problema persiste, chega o momento que o pâncreas passa a ter dificuldades para produzir esse hormônio, o que faz sobrar glicose na circulação sanguínea. Sobra de glicose no sangue, o que é? – DIABETES. No início, realizado o diagnóstico, prescrevem metformina (remédio) para tentar diminuir a resistência insulínica. Ridículo introduzir um medicamento "e não retirar a causa". Tem lógica?

- Não tratada a causa ou maltratado o pâncreas, ele entra em falência e troca-se a metformina pela aplicação diária de insulina injetável, com direito a todas as complicações referentes à doença terrível e ao próprio tratamento.

É inteligente isso ou seria melhor diminuir o consumo de pão, arroz, massas... refinados?

- Eu insisto, diminuir.
- E, se entram em nossa casa, apenas integrais.
- E, se entram em nosso prato, só um "puquinho".

Capítulo **XVIII**

Consequências de
Um Mal Silencioso

O que veremos (viveremos) nos próximos anos?

- A capa da revista Discovery Magazine, fevereiro de 2005, apresentava: "Diabetes, prevenção e o controle de um mal silencioso que se transforma na maior epidemia do mundo atual".

Por que mal silencioso?

- Lembra-se da zona cinzenta do gráfico proposto por Nuno Cobra em que afirmamos uma doença levar muitos anos para se instalar em nosso corpo antes de produzir quaisquer sintomas?

- A maior epidemia do mundo atual, para mim, não é diabetes, como sugere a revista, mas a IGNORÂNCIA.

"*Meu povo sofre por falta de Conhecimento*" Oseias 4:6. É bíblico.

Ninguém quer saber disso não, afinal, pãozinho crocante e salgadinho é delicioso não é mesmo?

- Verdade. Não é só o peixe que morre pela boca.

"NOSSOS FILHOS SOFREM COM HIPERTENSÃO ARTERIAL". – Prevenção desde a infância: artigo da revista Veja, 2 de junho de 2004.

Acha essa informação relevante?

Afastando outras causas da pressão arterial, explicando aqui apenas grosseiramente, e, em parte, alimentos de qualidades nutricionais ruins, depois de absorvidos, de certo modo causam danos nas paredes internas das artérias, enquanto algumas substâncias circulam pelo sistema vascular. Substâncias como a homocisteína – um aminoácido formado a partir da metionina, presente em quantidade maior nas dietas pobres em ácido fólico e vitaminas B_6 e B_{12} – má alimentação. A parede interna dos vasos é muito delgada, fina, formada por apenas uma camada de células, o endotélio, frágil para suportar agressões que fazemos a ela, todos os dias.

Por isso, sofre microrrupturas ao longo da vida, deixando expostas pequenas áreas onde começa a cair, engatar, depositar-se "o coitado" do colesterol. De ruim não tem nada. Para mim, é uma vítima das armadilhas que montamos com as péssimas escolhas alimentares. Logo, conto melhor essa história, quero primeiro delatar uma das causas da hipertensão arterial – pressão alta.

A camada média das artérias, logo acima do endotélio (as artérias são constituídas por três camadas: interna, média e externa), é uma capa muscular elástica, que pulsa e contrai com ondas provenientes das batidas do nosso coração. Possui resistência com um grau de distensão e capacidade de relaxamento. O coração bate (sístole cardíaca, contração ventricular esquerda) e injeta sangue no sistema vascular que se distende até uma pressão máxima (medida em média de 120mmHg).

No momento que o coração relaxa (diástole cardíaca, afrouxamento ventricular e dos vasos), a pressão diminui até o nível de "tônus saudável desses vasos" – elasticidade e resiliência (medida em uma média de 80mmHg). Por isso a pressão arterial esperada e considerada normal é 120/80mmHg. Querem reduzir esses valores de normalidade a fim de assegurar maior proteção, manter níveis diários de 110/70mmHg é melhor do que estar mais próximo de 130/90mmHg.

Como lesões internas nos vasos promovem irritação e aumento de tônus (resistência) dos músculos na parede dos vasos, o coração passa a "bater com mais força" para conseguir impulsionar o fluxo de sangue por um sistema rígido, o que aumenta a pressão sistólica. No relaxamento o vaso não consegue resiliência suficiente e, literalmente mais enrijecido, não permite a pressão arterial "mínima" baixar, voltar a níveis adequados e desejados.

As lesões vasculares são progressivas pelos hábitos alimentares e sedentários que não se corrigem (por nossa falta de escolha, ou conhecimento). Imagine esse processo desde a infância.

Compreende agora por que nossa longevidade vem diminuindo e por que idosos carregam tantos medicamentos?

- Vamos continuar a não fazer nada e seguir devorando diariamente nossos pobres pãezinhos?

- Parênteses, para comentar aquele "coitado do colesterol" nessa história de lesão da parede vascular interna. Já citei que ele vem "passeando" pela circulação e acaba por se engatar na armadilha que as escolhas alimentares produziram em nosso próprio corpo. Uma vez ali, inicia-se um processo de reação contra aquela estrutura estranha que não era para estar naquele lugar. Células espumosas etc. etc. disparam um estado inflamatório, detectado laboratorialmente pela elevação da proteína C-reativa – PCR – no sangue, um exame que o médico sempre pede para avaliar o risco de infarto e morte, risco alto quando níveis de PCR (e homocisteína) estão elevados, delatando o processo em andamento.

Como você insiste em manter a alimentação errada, não incorpora quantidades adequadas de ômega-3 (anti-inflamatório e anticoagulante); cálcio; antioxidantes; ácido fólico; vitaminas D; B_6; B12, essas faltas levam ao aumento progressivo de lesões e inflamação em todo o sistema vascular. Ano após ano (palestra após palestra que você não veio assistir ou esteve presente, contudo, não mudou nada em seus hábitos, os livros que não leu...), um belo dia o sistema todo se desestabiliza e você "consegue" um infarto, se o vaso "quebrado" irrigava o coração; AVC, se a artéria "morta" alimentava o cérebro etc. E viva a Dieta Ocidental Industrializada. Você ganha a lesão, não precisa pagar nada.

Ah, sim..., paga o hospital, médicos, exames..., "plano de saúde".

Capítulo **XIX**

CALORIAS E OUTRAS "AFINIDADES"

Muito se fala sobre a importância de calcular calorias para melhor controle de peso. É fato concreto e correto, porém não é tudo. O tipo de nutriente também influencia, principalmente os macronutrientes: açúcares, gorduras e proteínas. Como o tipo de nutriente exerce a influência?

- Já falamos da insulina como um hormônio que "coloca" glicose (combustível) para dentro das células, mas ela tem outras funções, entre as quais, também "coloca" triglicérides (gordura) para o interior das células adiposas. Gorduras como reservas de energia.

Como os alimentos ricos em carboidratos promovem elevação da insulina, também irão, portanto, colaborar com a formação dos pneuzinhos "entupindo" as células adiposas... do que mesmo? – Gordura. Por isso não são apenas as calorias em excesso que nos "engorda".

Assim, mesmo uma pequena quantidade calórica de carboidratos simples e gorduras pode deixar você cada vez mais obeso e a quantidade calórica mesmo um pouco maior, mas de proteínas e vegetais, não engorda da mesma maneira porque não estimula liberação de insulina. Por isso picos de insulina persistentes e diários geram obesidade. A ciência tem demonstrado que os picos de insulina podem estar dando origem a lesões cerebrais que levam ao conhecido e temido mal de Alzheimer. "É provável que a epidemia de diabetes tipo 2 seja acompanhada por uma epidemia de demência" – Ewan McNay Albany Univercity NY. Lesões devastadoras: áreas associadas à memória repletas de placas rosadas como pústulas, neurônios a ponto de explodir, murchos e cheios de proteína tóxica beta-amiloide. Estamos envenenando o cérebro. Evolução lenta e progressiva do dano, com déficit cognitivo gradual.

Alguns trabalhos demonstraram redução na cognição de crianças em até quatro vezes se comparadas com crianças que mantêm habitualmente uma alimentação saudável.

Durante a evolução humana, o corpo desenvolveu uma estratégia para lembrar, reconhecer lugares onde encontrava alimento (glicose) na natureza. Desse modo, a elevação da insulina na presença da glicose, além de todos os efeitos metabólicos esperados, impregnava uma área cerebral chamada hipocampo. Essa é a área da memória, útil para lembrar onde está localizada a fonte alimentar, muitas vezes difícil encontrar em todas as eras antigas (questão de vida ou morte). Atualmente, como produzimos picos de insulina de modo rápido, persistente, diário, o hipocampo não dá conta de tanta "informação" e acaba sofrendo fatores pontuais de inflamação e lesão. Assim o mal de Alzheimer se inicia, com deficiência de memória e lesões que se espalham lenta e progressivamente por todo o cérebro, até levar à demência completa e à morte.

Os Estados Unidos avançam na guerra contra a comida lixo, com informações fortes em todas as mídias. Mostro nas palestras a capa da revista Newsweek, 14 de maio de 2012, na qual é apresentada a foto de um bebê segurando imenso pacote de batatas fritas, demonstrando carinha ingênua e feliz, e ao lado os dizeres:

- "Quando crescer vou pesar 150kg. Por favor me ajudem".

Repetindo:

- "Quando crescer vou pesar 150kg. Por favor me ajudem".

Eu decidi ajudar, e não é de hoje.

O que você está lendo neste livro é fruto de muitos anos de estudos e palestras tentando ajudar VOCÊ "e todas as crianças do mundo". E mais, pedindo sua ajuda. Por isso corro o risco que alguns erros de informação e interpretação possam estar escondidos aqui, ali, acolá. No entanto, graças ao objetivo maior, entendo como toleráveis e afirmo:

Se, afinal, ninguém é "dono da verdade" e como a verdade também evolui, a cada novo conhecimento, não podemos esperar uma verdade absoluta para agir em prol da humanidade. Precisamos de ousadia.

Nossas crianças hoje: Devagar com os cereais. A Proteste, Associação Brasileira de Defesa do Consumidor, testou os 18 cereais matinais mais vendidos no País e chegou à conclusão que eles têm na composição muito açúcar, sal, pouca fibra, informações deficientes nos rótulos. Um risco como produto para o café da manhã de nossas crianças.

Triste a maneira como a indústria de alimentos age no mundo porque apenas visa lucro aproveitando-se da desinformação.

Certo dia, encontrei num supermercado uma bolacha integral bastante conhecida e "devorada" todo dia por muita gente boa. "INTEGRAL", estampava a embalagem, escrito grande o suficiente para qualquer um desejar, já que, cada vez mais, as pessoas estão se interessando sobre "vida" e qualidade dos alimentos. Contudo, ao verificar o item que obrigatoriamente devia aparecer na parte de trás das embalagens, a descrição específica de nutrientes contidos naquele produto, estava escrito dessa maneira: NUTRIENTES: "Farinha de trigo enriquecida...,"

O primeiro item que deve constar na lista obrigatória tem que ser o principal componente do produto. Resultado, aquele produto não era integral, isso é engodo. Outro item da lista, segundo mais importante, era gordura vegetal hidrogenada (trans). Preciso dizer mais alguma coisa?

Um pouco acima, mas, ainda à frente da embalagem, outra destacada chamada de marketing:

- "Fonte de fibras e zero de gordura".

Acredite: possui mais açúcar (2,4g) do que fibras (0,8g), além da gordura trans que aparece ali (1,3g). Pergunto:

- "Como assim, zero de gordura"?

Imagino que existam muitas explicações técnicas para isso, mas para mim, nada justifica "meios termos" para confundir a população. O terceiro item da lista de nutrientes, "farinha de trigo integral", o mínimo a fim de legalmente estar adequada à legislação e possa propagandear aquele produto como integral. Uma legislação "tacanha" que permite engodos. "Integral – zero de gordura", isso vende, mas a realidade qual é?

- E seguiam os demais nutrientes: ...açúcar, sal, fermento, fosfato, bicarbonato, glúten, trigo (ugh).

Precisamos urgentemente aprender a ler e interpretar rótulos para não mais sermos enganados com verdadeiras bombas de carboidratos simples, travestidas de integral. Atenção, quando ler "integral" num produto, leia imediatamente, no verso, a lista dos nutrientes. Se o primeiro item for "farinha de trigo enriquecida com ferro e ácido fólico" jogue longe e nunca mais compre daquela marca.

Gosto de observar novos produtos em supermercados, muitos deles com informações truncadas e, desse modo, enganosas. É triste. Lá no começo do livro contei a história da senhora que e aproximou para me explicar como escolher melhor os integrais.

Informação é o que importa.

Diga-me, você já foi a um zoológico?

- Sim?

- Você já observou uma placa que diz: "Não Alimente os Animais"?

- Sabe por que ela está ali?

- Porque os animais ficam doentes e morrem se você der para eles "a comida que você mesmo come".

Os veterinários viram-se na obrigação de impor tal proibição. Todo mundo gosta de interagir com animais, não é mesmo?

Alimentá-los dá uma sensação prazerosa de bondade, altruísmo, relacionamento. Afinal, eles reagem e respondem positivamente a nós, coisa cada vez mais rara entre "humanos" neste mundo.

Um pai chega com o filho ao zoológico, ambos comendo num "saquinho de não-sei-o-que". Param em frente à jaula de um gorila. Imediatamente a criança enche a mão com as "coisas-do-seu-saquinho-de-comida" e avança para lançar na direção do belo animal. O pai rapidamente interrompe o movimento do filho e diz:

- "Não filho, não pode, olhe a placa:

- NÃO DÊ COMIDA AOS ANIMAIS".

- "Ué pai, por quê"? (Questiona o menino).

- "Porque essa comida faz mal e pode matar o bicho". A criança olha assustada, meio confusa, para o saquinho e pensa:

- "Isso mata"?

- Os dois saem dali comendo "aquilo que mata", seguem cegos em direção à próxima jaula. O gorila ficou lá morrendo sim, mas, de tanto rir.

Quem está liberto, quem resta na jaula?

- Os "filhos" estão aqui para aprender com os adultos, porém, como ensinar o que não se sabe?
- Adianta "saber ler" um aviso e não praticar?
- Saber ler é traduzir, entender que "coisa" está escrita nas placas.

Uma médica veterinária chegou em casa muito brava e encontrou a filha que, surpresa com a "doideira da mãe", perguntou:
- "O que foi mãe"?
- "Filha, você nem imagina o que aconteceu hoje. Uma madame disse que prepara macarrão instantâneo para cachorrinha. Veja só que absurdo, terrível!
- Será que ela não sabe que pode matar o pet de estimação?
- Respirou e continuou: macarrão instantâneo faz muito mal. Os bichinhos estão cada vez mais obesos, diabéticos... quase trucidei a mulher, de tanta raiva que fiquei".
- "Parabéns mamãe, mas, o que vamos jantar"?
- "Ah filha, pensei em preparar algo muito especial para nós, assim que o papai chegar. Comprei um novo "macarrão instantâneo" que lançaram agora. Encontrei uma marca que parece deliciosa, com tempero muito melhor. Bem salgadinho, como o papai gosta.

É certo dar ótima ração pro pet e lixo alimentar para família?
- Compramos a melhor ração orientados por ótimos tratadores, todos dizem que deixa o pelo do bicho mais saudável, cocozinho sem mau cheiro e mais fácil de limpar. Também quero meu cocozinho cheiroso e fácil de limpar. É verdade, uma boa alimentação limpa nosso corpo por dentro e por fora. Saúde!

Olhe para uma criança qualquer, depois olhe seu filho. Seres amados merecem que adultos responsáveis "olhem" por eles. Pergunto:
- "O que você está fazendo com as bênçãos que Deus têm colocado em suas mãos"?
- Compra pizza e lasanha congelada para sua conveniência, desejo e tentação?
- Sorvetinho para agradar no curtíssimo prazo e enlouquecer no médio e longo prazo?
- Somos tão irresponsáveis assim?
- Vamos ser criativos. Levar os filhos para cozinha e com ajuda deles decorar pratos com frutas e verduras coloridas, fazer desenhos

com alimentos, instigar criatividade e alegria. Ah, você não sabe o que fazer, como fazer?

- Não faz mal, pesquise, copie. Aprenda!

O que importa é você com seus filhos numa empolgante diversão, descobrindo e conhecendo o que é saudável e bonito. Precisamos construir RESPONSABILIDADE ATIVA. Atitude, aprendizado e ensinamento.

Vamos nos envolver muito com nossas crianças de qualquer idade. Nossos filhos possuem inteligência própria que só descobriremos se não os trancarmos à frente da televisão ou do computador. Viva com e por seus filhos.

Ensinar um filho a viver melhor é uma obrigação do amor. Ajudar outros pais a entenderem isso é uma obrigação de todos nós. Ame seu filho desde a amamentação correta, até o dia em que você testemunhe vê-lo ensinando e se divertindo com seus netos na cozinha deles, preparando um delicioso prato saudável para você. Saiba em seu coração que VOCÊ ensinou aquilo que está merecendo receber agora. Acha pouco?

- Isso é um imenso legado para a vida.

Vá já preparar um suco para seu filho. Não. Espere. Ofereça uma laranja, nunca um suco da mesma laranja. Por quê?

- A laranja possui índice glicêmico (velocidade de entrada de açúcar no sangue) bem menor do que o suco feito da mesma laranja.

Quando você prepara suco, quase toda a boa fibra permanece no bagaço que você joga fora. O líquido (suco) perde demais a qualidade. Também deve ser tomado imediatamente, porque exposto ao oxigênio oxida e perde também vitaminas.

Frutas devem que ser comidas e não ingeridas na forma de suco, contudo, se preferir suco, muito bem. Suplemente com fibras ou tome com todo bagaço que ia jogar fora – acredite: tem muito nutriente nele.

E suco de caixinha? – Deixa de lado, fuja!

- O que há dentro daquelas caixinhas?

- Mais conservantes, aromatizantes, muita água, açúcar, açúcar, e açúcar..., pouca fruta.

Todas as bebidas industrializadas possuem muita coisa que não deveria ser ingerida, nem por você, muito menos por seus filhos que você ama. Lembre-se da lancheira de conveniência que muitas mães preparam para os filhos levarem para escolinha. Conveniente numa vida acelerada, conivente com o lucro das empresas. Cegueira.

Bolachinhas, suquinhos. Não sei por que nos referimos a eles no diminutivo, acho que é para minimizar o dano emocional e culpa. Suquinhos 'saudáveis' de muitas marcas famosas. Lá vão nossos filhos com lancheiras cheias de pequenos venenos que matam a longo prazo.

Se você colocar coisas legais para seus filhos levarem para a Escola, irão sofrer Bulling. Não querem a linda e colorida fruta, mas, bolacha do Batman (para ficar forte) ou o suquinho das Tartarugas Ninjas (inteligência, habilidade, rapidez). Doce amarga... indústria da vergonha. Convivemos frequentemente com o lado negro do Marketing.

Não importa o lucro cego da indústria. Faça o que deve ser feito.

FAÇA O QUE DEVE SER FEITO

Ok, mas, e os refrigerantes?

- Uma lata de refrigerante normal possui na composição o equivalente a 14 daqueles envelopinhos de açúcar, para "agradar" ao paladar. Também carrega pH ácido pela presença de ácido cítrico, ácido fosfórico e, terrível, sal.

Certa vez conversei mais de uma hora com uma das nutricionistas da Coca-Cola, no Congresso Brasileiro de Nutrologia em São Paulo.

Ela explicava as qualidades e benefícios dos produtos da Empresa. Em relação à acidez, argumentava não haver maiores problemas, nesse ponto, eu já estava convencido que não era fator significativo.

Explico:

- Alguns afirmam que o pH – índice que mede o nível de acidez de um produto – no caso da Coca-Cola é 2,5, muito ácido (baixo), numa tabela que varia entre 0 e 14. De fato, eu nunca verifiquei com aquelas tiras que permitem a medida do pH. Contudo, pense. Ácido clorídrico naturalmente presente em nosso estômago possui pH 2,0 (baixo, muito ácido). Essa qualidade faz dele um agente competente para quebrar as proteínas que ingerimos em constituintes menores, os aminoácidos.

Sim, esse é o objetivo, digerir as proteínas dos alimentos para absorver aminoácidos. Poderia, portanto, furar (digerir) o próprio estômago. Não o faz por que há uma camada de muco, ali mesmo produzida, que o protege. Quando existem falhas nesse mecanismo o resultado é gastrite – inflamação – e úlcera. Portanto, se o pH da Coca-Cola é 2,5 (muito baixo) ninguém poderia beber sem ter lesão na boca e garganta.

Cenas de cinema:

- Abandonado, traído, ameaçado, com muito ódio, um personagem lança ácido na face do oponente. Segue-se a cena de horror. O "sujeito" com gritos de desespero enquanto sente o rosto desfigurar, a carne soltar aos pedaços. Ui, muito bem. Não precisamos mais de ácidos para tais crimes reais ou fictícios, basta usar refrigerante. Coisa louca.

Em relação à perda de cálcio dos ossos, sim, é verdade. Acontece porque a acidez nessas bebidas precisa ser tamponada (baixar acidez) por nossos mecanismos de regulação, a fim de podermos manter equilíbrio funcional. Nesse processo, o organismo retira cálcio dos ossos para produzir bicarbonato de cálcio, esse fará um tamponamento, mantendo o pH em níveis toleráveis. Portanto, refrigerantes em excesso e/ou sem reposição adequada de cálcio pela boa alimentação podem causar perda óssea sim.

A questão da quantidade de sal é quase a mesma que há na água que tomamos, então... não vejo problemas.

A Coca-Cola Diet possui pouco mais de sal que a versão "Normal". Compense facilmente tirando o sal da "comida de todo dia".

Agora, cuidado. Vamos pensar juntos.

A Coca-Cola deu início a uma campanha para que jovens, "desde que praticassem esportes", pudessem consumir refrigerantes e, desse modo, gastar o excesso de açúcar nele contido.

Para mim um engano porque o problema para a saúde não se restringe à quantidade de glicose presente nesses produtos e a queima dos excessos com exercícios, mas a relevância está na velocidade de entrada desse açúcar no sangue e capacidade de gerar "picos de insulina". Lembra-se disso como o principal problema?

Essa é a "qualidade ruim" dos refrigerantes (e sucos, industriais ou não, mas sem fibras) que têm potencial para lesar nosso corpo ao longo dos anos e não será resolvida pela simples queima de glicose durante atividade física. Argumentei com aquela nutricionista, mesmo que os jovens tomassem Coca-Cola ao mesmo tempo que praticassem esportes (se conseguissem fazer isso sem se afogar ou se engasgar) não estariam livres dos picos agudos de insulina que esses produtos provocam e todas as consequências indesejadas.

Leia rápido como um radialista descrevendo um lance:

- *"Toma um gole de coca e aumenta açúcar no sangue numa velocidade estonteante, o pâncreas lança rapidamente insulina na circulação, a insulina passa a glicose para dentro das células dos músculos do atleta que precisa imediatamente de muita energia para fazer o gol. Falta!... sim, falta agora açúcar no sangue, foi toda glicose para a musculatura, cérebro, pulmão.... O árbitro apita..., reinicia o lance com outro gole de..., glicose na área e mais um pico de insulina..."*.

- *"Pare aí seu juiz, meu cérebro treinador disse que preciso de mais alguns goles de Coca-Cola antes de seguir o jogo. Ihhh! Espirrou bolhas da coca no meu olho, espere"!*

- *"Negativo! Vou apitar, chute"!*

- *"Aiiii errei"!*

- *"A bola foi parar lá na placa da Coca-Cola".*

Se o maior problema é a glicose..., e os adoçantes dos "refri zero"?

- Adoçantes, outras vítimas do disse-me-disse.

Existem desde a década de 1960, muitas pesquisas realizadas e alguns resultados satisfatórios, até animadores, porém, sempre foram os vilões do sabor. Sim, alteram o gosto dos alimentos. Atualmente alguns melhoraram muito nesse quesito e são cada vez mais neutros e agradáveis, para o "desgosto" da indústria do açúcar.

Houve trabalhos que levantaram as suspeitas de problemas de saúde (em ratos de laboratório, mas foram submetidos a dosagens muito elevadas). As dosagens utilizadas hoje são consideradas seguras para consumo humano e adequadas para substituir o açúcar. Mesmo assim, use com moderação, afinal a ciência pode mudar os conceitos a qualquer momento e devemos estar sempre atentos. Eu uso.

Dois aspectos ruins a serem considerados. Alguns estudos afirmam que o sabor doce dos adoçantes afeta o cérebro da mesma maneira que o açúcar, fazendo com que seja mantido ou até potencialize o desejo por doces e dificulta muito as dietas para emagrecimento. Outro problema: a ingesta de adoçantes, segundo alguns estudos, também promove, por similaridade, a liberação de picos de insulina. Pronto, "ferrô". O que fazer?

- Diminua glicose e adoçante. Uma questão de hábito. Hábito implantado, hábito modificável, não é verdade? Ui.

O fato é que, assim como o sal, venho reduzindo muito o uso de adoçantes. Já consegui abolir nos cafés e chás. Sim, tirei ou muitas vezes diminuí bastante o "número de gotinhas" de *Estévia*, o mais natural deles, que uso no dia a dia. Fácil? – A resposta é "não". Contudo, um cérebro adulto consegue (precisa) "enxergar um futuro melhor".

E o álcool – as bebidas alcoólicas?

- "Ah, não Dr. Jacyr, não vai mexer nas..."

- "Vou sim"!

Começo com um benefício do álcool, o relaxamento no final do dia que pode ser melhorado com **UMA** dose. Relaxamento baixa cortisol (estresse) e acalma. É, portanto, importante, contudo, poucos ficam satisfeitos com apenas uma dose. E há soma de muitas calorias ingeridas. Proporcionalmente, carboidratos 4kcal/g; gorduras 9kcal/g; proteínas 4kcal/g; e por fim (e mais) álcool 7kcal/g. Muitas calorias "a mais".

O álcool bloqueia a ação do lobo frontal no cérebro. Falta freio para o equilíbrio necessário para tudo: sexo, direção, trabalho...

- "Vou tomar apenas um", decide e afirma o sujeito adulto, responsável, ainda com poder sobre o lobo frontal, mas esse "um cálice" tem álcool suficiente para bloquear a certeza anterior e libertar o desejo para o segundo copo, progressivamente, surgem as tolices...

Vinho sim, uma taça ao dia, é muito bom pelo nível de relaxamento provocado graças ao "pouco" álcool e a um belo ritual. Diminui estresse. Só por isso já é positivo para o coração, a alma, a vida (bem, não preciso de álcool para isso..., mas esse é outro assunto). Rico em resveratrol, poderoso antioxidante? – Maravilha, grande protetor, alegria de enólogos e aficionados, no entanto a presença dele predomina na casca e na semente da uva; pouco, muito pouco mesmo, no vinho.

Conclusão?

- Chegue em casa, agrade quem você ama. Sentem-se bem perto um do outro, local aconchegante, boa música, uma agradável conversa para encerrar e comemorar mais um dia na trajetória da vida... e saboreiem um delicioso... "cacho de uvas". Coma a casca e semente. Se interessante for apenas o vinho, e a tonturinha que ele dá, cuidado.

Não sou contra a cultura de bebidas alcoólicas – vinho, cerveja e outros –, mas eles exercem forte influência emocional/comercial sobre a Sociedade cada vez mais fragilizada, o que impulsiona exageros e todas as terríveis consequências bem conhecidas.

Fui convidado a participar de uma audiência pública sobre álcool em estádios e espetáculos e disse naquele momento que é difícil evitar o uso da bebida alcoólica pela população, no entanto, é possível lutar por uma educação emocional, uso equilibrado desses hábitos, principalmente pelos jovens. Minha última frase foi: "não sou contra a Indústria Cervejeira, mas fortemente contrário à indústria cervejinha".

Existem muitas cervejas de má qualidade. Quais?

- A maioria que propaga "alegria, alegria" nas diversas mídias. Mais baratas, vendem mais, muito mais. Malte?

- Predomínio apenas nas consideradas boas, portanto, mais caras. Por serem caras..., degustar; saborear; enaltecer o paladar; dificilmente se embriagar. Podemos considerar "cultura da bebida". – As "outra", dá-lhe milho. Obesidade e porre.

E com as bebidinhas sempre surgem (a ideia dos...) "aperitivos". Calóricos, salgados, lotados de glicose dos carboidratos refinados. Sim! Aquela barriga de cerveja não é só cerveja, mas resultado de muito do aperitivo que acompanha. Acrescente a isso o tempo enorme por ficar sentado, largado..., falando mal de tudo, piadas ruins...

Cerveja tem tanta caloria e tão poucos nutrientes quanto um pão branco. Sim, sei, você não come dez pães em "uma sentada".

- Verdade, mas, quantas cervejas?

- Barriga certa. Álcool não sacia e é muito fácil perder a conta do número de latinhas. Causa desidratação porque aumenta a diurese mais do que você ingere líquidos, sede que dificulta "parar". ... ...

Bom isso?

- Depende. Equilíbrio, sempre. "Desopilar"; "moderação".

Todos temos direito de falar besteira, jogar conversa fora. Não se pode apenas debater sobre os conflitos entre ocidente e oriente; discutir Nietzsche e Foucault o tempo todo; propor novas ideias na lista das possíveis saídas para o futuro da Humanidade..., mas, também não devemos falar apenas de coisas vazias.

Eu não tomo bebidas alcoólicas. Não por questões morais, religiosas ou afins. Não bebo porque não gosto do sabor e quando experimentei qualquer delas na juventude fiquei triste, muito rápido. Não sou do tipo que bebe e fica agressivo, o corajoso, o palhaço..., muito menos o tipo... deixa pra lá. Mesmo se gostasse, não beberia por conhecer e ter consciência da imensa dor que a bebida alcoólica trás para dentro das casas de tantas famílias. Muitos têm certeza de não ter problemas com a bebida, só que não têm coragem de "tentar" parar. Mesmo os que não tenham, e principalmente esses, deveriam evitar imediatamente. Em nome da dor imensa no coração de tanta gente.

Capítulo **XX**

APERITIVOS, MOMENTOS E PROVOCAÇÕES

Aperitivos também podem ser saudáveis. Por que ficamos sempre nas mesmas ideias de receitas?

- Quibinhos, coxinhas, pasteizinhos. Já disse que diminutivos seriam para "diminuir" a culpa. É possível sim, com criatividade e vontade, fazermos aperitivos saudáveis escolhendo vegetais diversos com patês light, frutinhas... basta querer.

Há pouco tempo, fui convidado para falar em um programa de televisão. O tema era "exageros das dietas". Apenas soube qual era o tema no momento da gravação. O programa iniciou com a apresentadora contando à audiência que uma mãe levou para uma festa de aniversário um lanche saudável, especialmente preparado para os filhos.

- "Isso não seria um exagero"?
- "Imagine"?
- Comentava a apresentadora.

Então olhou para mim e disse: "vamos ouvir o que o Doutor Jacyr Leal, nosso convidado de hoje, pensa sobre esse exagero"?

- Tudo indicava..., ela queria que eu concordasse com o "problema" carimbado naquela mãe. Eu comecei: "bem..., acho que essa mãe não está tão errada assim". Do outro lado do estúdio, fora da cena gravada, uma nutricionista, surpresa com minha "afronta", sorria muito e gesticulava, demonstrando concordar comigo.

Continuei a falar olhando para a câmera: "essa mãe está produzindo um importante movimento, início de uma transformação na mente de muitos... O problema nutricional é grave. Alimentamos nossas crianças de maneira terrível. Essa mãe, de algum modo, tomou consciência disso e passou a agir em benefício de todos. Ao fazer essa "afronta ao comum" ela protege os próprios filhos e mostra um caminho para as outras mães fazerem o mesmo. Mudar paradigma. Evolui".

- "Espero que logo este ato raro se torne 'comum'. Que esses conceitos incrivelmente importantes se tornem corriqueiros na vida de todos nós. Precisamos parar de rir do diferente, afinal rimos do quê? Vamos juntos olhar e pensar o que é melhor para todos nós".

Pronto. Acabou o programa.

- "Bem..., então vamos às receitinhas de hoje", disse a apresentadora, afinal, ainda tinha muito tempo de gravação naquele set.

Deu até sono. Ah, por falar em sono, apenas para não esquecer: massas, pães, arroz... além de preferir sempre integrais, e em pouca quantidade, evite ao máximo comer esses carboidratos à noite. Por quê?

- Dizem que comer carboidratos à noite dificulta muito a produção de hormônio do crescimento. "Sim, e daí..., já cresci"! – Você contesta.

Esse hormônio tem também uma função muito importante em nosso corpo, principalmente durante a noite. Ele funciona como um verdadeiro escâner procurando lesões em nossos tecidos corporais, reparando, concertando tudo que encontra machucado. Por isso, parte disso, um sono restaurador. Se não produzimos esse hormônio adequadamente nunca teremos um bom sono, isso, sem falar na digestão de toda aquela lasanha com molhos maravilhosos, volumosos, gordurosos, salgados, açucarados – produzindo lentamente uma hérnia de hiato esofágico, gastrite, esofagite, agudamente: pesadelos, roncos... Iiiiiiiiii! Enfim, uma lambança em nosso estômago e intestinos que dançam literalmente à noite toda. E na manhã seguinte... recomeçamos com um belo pãozinho molhadinho no leitinho. Tudo no diminutivo mais uma vez para chegarmos depois às doenças no aumentativo, superlativo, fatal.

Um programa de televisão da BBC de Londres apresentou três histórias curiosas e interessantes. Na primeira, selecionaram dois dos maiores jogadores de xadrez que foram levados a um restaurante. Casa fechada para o almoço naquele dia, servia apenas para o experimento.

Ofereceram uma bela macarronada (carboidrato refinado) para um deles e carne de javali (proteína) para o outro. Terminado o almoço, inicia-se o jogo. Você sabe como é um jogo de xadrez entre experts. Um tempo eterno entre uma jogada e outra, enquanto são construídas estratégias na cabeça de cada um. Vença o melhor.

Diversas câmeras acompanhavam, não os lances do jogo, mas a fisionomia de cada "atleta". Em pouco tempo, aquele que comeu macarrão forçava as pálpebras para não fecharem. Sono. Muito sono, mal conseguia pensar. O escolhido para a proteína despontava tranquilidade e lucidez, numa face levemente séria e ao mesmo tempo sorridente.

No dia seguinte inverteram-se os pratos e os papéis. Quem comeu massa, deliciou-se com javali; quem comeu javali, experimentou macarronada. Reiniciado o jogo, quem estava acordadíssimo no dia anterior desabou; quem havia sucumbido..., acordou.

Verdade: proteína ativa o metabolismo e carboidrato oferece mais energia, contudo, derruba no curto prazo, por hipoglicemia reativa.

A segunda história, no mesmo programa, mostrou dois casais saindo para um jantar. Um casal deliciou-se com massa, o outro, com proteínas.

Dessa vez as câmeras da televisão londrina foram instaladas (com autorização dos pares) nos quartos, a fim de avaliar o sono. Adivinhe o casal que dormiu melhor e qual casal teve os partícipes "roncando, babando e se mexendo" a noite toda?

Resumo. À noite, sempre proteína. Nada de pães, massas e leitinho – para fermentar e explodir em gases por toda madrugada.

A terceira e última história procurou demonstrar a importância da hipoglicemia (fome) no comportamento humano. Atualmente, parece-me que não mais, porém, por muito tempo os Pubs ingleses, local de encontro, lar das bebidas alcoólicas, orgulho e ridículas bebedeiras para muitos no final do dia, fechavam às 23h. Lá, 11pm.

Acidentes, brigas e problemas, todas as noites, davam muito trabalho à polícia, após aquele horário na volta das "alegres crianças" para casa. Alguns ficavam pelo caminho por sono ou acidentes.

Como experiência, a polícia londrina escolheu um dia para percorrer centenas de Pubs, uma hora antes do fechamento. Um único objetivo: distribuir barras de chocolate aos presentes.

Trabalho realizado, levantamento do resultado: despencou em 45% o índice de violência, acidentes e problemas. Objetivo dessa experiência: elevar endorfinas e combater hipoglicemia – ambos precursores da agressividade e desatenção.

Podemos afirmar, não apenas por essas três histórias descritas, que a qualidade dos alimentos afeta diretamente nosso comportamento. Você mesmo pode observar isso em sua vida.

E que seja longa e bela.

Capítulo **XXI**

Leite, um Grande Capítulo à Parte

- "Posso fazer uma oração antes de escrever sobre leite"? – Medo!
- Reações múltiplas possíveis como agrado, desagrado, ameaças. Tema polêmico; certezas; dúvidas...?
- Não sei, talvez apenas desinformação e diversos interesses de "muitos lados". Por favor, um assunto que merece muito respeito. Eu sei, reconheço e respeito.

Grande parte dos trabalhos científicos apoia e conclui que existem muitos benefícios no hábito de consumo do leite. No entanto, outra boa parte da literatura especializada fala mal, muito mal.

Como assim, ou, melhor, o que fazer?

- Alguns nutricionistas e médicos prescrevem leite de vaca como capaz de benefícios "comprovados". São profissionais que têm grande convicção nesses conceitos. Eu não tenho tanta dessa certeza, assim como muitos nutricionistas funcionais, alguns nutrólogos, cada vez mais pessoas que passaram a abominar o leite animal.

Fato. Minhas pacientes chegam ao consultório com osteopenia (baixa densidade de cálcio nos ossos) ou já com osteoporose (muito baixa densidade de cálcio nos ossos) com um risco cada vez maior de sofrer fraturas e, espantadas, questionam: – "Mas doutor, eu tomo tanto leite"! – É de se questionar mesmo: – "Como assim"? Tomam leite e não têm cálcio suficiente nos ossos? O que aconteceu (com a ciência)?

Lembro de um episódio sobre "osteoporose" no programa do Fantástico da Rede Globo de televisão, apresentado pelo médico Dr. Dráuzio Varela – acredite, relatarei com todo o respeito que esse grande médico brasileiro merece, sem ironias.

Antes quero que você saiba: osteoporose é um mal que acomete indivíduos predominantemente do sexo feminino após os 50 anos de idade e evolui lentamente. Pode causar grandes prejuízos a saúde, consequente à fratura em ossos debilitados pela diminuição na presença do cálcio. Complicações podem surgir pelo fato de as fraturas restringirem a mobilidade e as atividades físicas, tão importantes para idosos. Traz muito transtorno e sofrimento. Imobilidade predispõe surgimento de outras doenças, principalmente pulmonares, que em idades avançadas costuma levar à morte. Outra causa de óbito nessa população são as cirurgias de grande porte, quando se impõe a troca de parte dos ossos por próteses.

Ossos lesados por microfraturas persistentes são principalmente coluna ou colo de fêmur. Acredite, problemas absolutamente possíveis de serem evitados com boas práticas de vida.

Naquele programa, Dr. Dráuzio visitava a casa de uma senhora de meia-idade, já portadora de osteoporose severa. Em determinado momento, ele, avaliando os hábitos daquela casa, abriu a geladeira e lá estavam várias "garrafas" de leite. E disse assim: *"isso é muito bom pra evitar osteoporose"*. Ué?

- Se é muito bom o que faz essa senhora ter osteoporose?
- Pergunto.

Na mesma cena havia numa das prateleiras baixas da geladeira um maço de vegetais verdes – alface, espinafre talvez – Curiosamente, Dr. Dráuzio saiu-se com essa:

- *"Isso também é muito bom* (pausa...), *mas, o leite é melhor"*!
- Dentre diversos livros que li sobre o tema, um em especial foi longe sobre o assunto: "Leite! Alimento ou Veneno" de Robert Cohen. Não vamos perder tempo com detalhes – lembre-se, aqui escrevo sobre uma das minhas palestras, não é um compêndio médico –, mas o livro traz dados significativos e, digamos, às vezes irrefutáveis. Não precisamos lembrar a frase comum e até banal que leite de vaca é para bezerro e de humano é para "filhote humano", o que é bioquimicamente verdade.

Importa pensar no que transformaram o "leite" animal, após tantos tratamentos e modificações.

A produção de leite é aumentada por conquistas genéticas obtidas no cruzamento de raça ou manipulação laboratorial de células seminais. No entanto, aceita-se também a ajudinha de hormônios ministrados ao animal. Na natureza uma vaca produz poucos litros, na indústria às vezes chega a quarenta. E a coitada é "premiada".

Há hormônios no leite, quer sejam aplicados pelos criadores ou naturais do próprio bicho. Eficientes, poderosos para tornar um pequeno bezerro num gigante com mais de uma tonelada em pouco tempo.

O mesmo leite damos para nossos filhos com apenas 5 quilos, assim que deixa o "mamá" da mamãe para trocar pela "teta" de um pobre e sofrido animal. Por que isso?

- Só Deus e o marketing da indústria sabem.

Bem, com tamanha produção, claro que as mamas da vaca se infeccionam e inflamam com mais facilidade. A conhecida mastite – mães humanas sabem o que é isso. Então o leite tem sim algumas bactérias – mortas pelos antibióticos – portanto, o leite tem uma certa quantidade de antibióticos também, já que o controle do reinício da produção de leite por aquela vaquinha tratada por esses medicamentos não deve ser tão cuidadoso assim, pois deve ocorrer uma espera de 15 dias para retomar a produção após o uso de antibióticos.

Isso acontece?

- Então já temos aqui hormônios, bactérias (mortas e outras não tão assim), antibióticos... e graças ao resultado dessa luta biológica da infecção: PUS. Sim, uma quantidade "tolerada" de pus que são células mortas na batalha: bactérias, mastócitos – leucócitos para defesa etc. Algumas pitadas de sangue, claro, porque não há mamilos que aguentem aquelas máquinas bombeando tetas durante várias horas de lucro – errr, desculpe, horas de produção de leite.

Lembro de uma mulher em uma palestra minha que disse assim: – "*Nossa é mesmo, e olha que eu vejo sangue e só ordenho com minhas mãos, imagine com máquinas*". Sim, ela sorriu.

O leite da vaquinha é rico em ômega-6, altamente inflamatório e coagulante (poderosa arma a favor de tantas doenças crônico- degenerativas, quando em excesso). Mais de 151 alergênicos catalogados estão presentes no leite. Muita gente sofre de alergias sem saber que é daquela bebidinha "saudável" que se deliciam, principalmente pela manhã.

Ok. Lembra que o leite não precisa mais ser fervido?

- Recordo, quando criança, a imagem dos meus pais na cozinha fervendo leite. Eu devia ser muito pequeno porque quando me surge essa figura na memória lembro de olhar para cima e ver meu pai no fogão cuidando para o leite não derramar. Na atualidade, produtos químicos e estratégias físicas permitem que o leite seja guardado por muito tempo sem estragar, mesmo fora da geladeira. Soda cáustica, água oxigenada (para matar bichinhos que arruinariam mais rapidamente o leite antes que ele arruíne você).

Pensando nisso, tome a sua "xicrinha" de leitinho gostosinho pela manhã. Depois encha novamente a xícara e derrame na pia. Não deixe ninguém limpar. Volte no final da manhã e observe como está "aquele leite". Ughtxpzt. Agora imagine esse mesmo leitinho em seu tubo digestivo a uma temperatura de 36,5°C. Claro que não é bem assim, mas vale a retórica. Para terminar também "vale" outro parágrafo:

"Deus é um cara muito sábio". Quando criou os mamíferos dependentes do leite da própria mãe, ele pensou:

- "Muito bem, estou feliz com mais esta criação, mas como tirar esses pirralhos do colo das mães, das vaquinhas, cabrinhas"?

- Depois de tanto pensar, Deus lembrou: "deusreka. Lactose"!

- "Farei com que depois de um tempo de produção de cérebro dessas crias, graças ao leite das mães, após atingirem um tempo ideal de formação, passarão a ser intolerantes a esse açúcar (lactose). Assim rejeitarão essa alimentação e se nutrirão de muitas outras coisas boas que criei para eles. Cada espécie com necessidade própria".

E assim fez, até surgir o Homem no mundo Gn 1:27 – o único animal que não quis ouvir Deus, ao agir assim, não aceitando tudo o que tinha para se alimentar (na verdade histórica, provavelmente para não morrer de fome), jogou-se de boca na teta da vaca..., da loba...

Logo aprendeu que poderia vender aquele líquido mágico para outros adultos e ainda ganhar muito dinheiro. Tira do bezerrinho num só golpe, o leite e a mãe. Coitado do bezerro e da mãe dele. Produto natural de outras espécies, nada natural para nós quando não da nossa mãe. Ainda passamos a relacionar de modo patético o leitinho da vaca com o peitinho e colo da mamãe. Maravilha. Afetividade da infância vinculada eternamente à teta de um animal. Adultos, nós?

- Intolerância à lactose. Você não precisa fazer esse teste. Apenas os sortudos apresentam o teste de lactose positivo e livram-se dessa praga metabólica vinculada ao leite de outras espécies. Aquele homem primitivo ganhou o prazer do leite junto com uma grande diarreia.

Com o tempo, alguns se acostumam com as agressões, de tanto tomar leite, tiveram os corpos adaptados a esse tipo de açúcar e o teste se torna negativo. Contudo, vivem com gases, dores, desconforto, estado inflamatório e conquistam doenças diversas... inclusive osteoporose.

Por que tomar leite pode levar à osteoporose?

- Quero contar a você antes que seu médico mande novamente você tomá-lo para "ficar saudável". Ele, sua avó, a vizinha etc. Todos somos induzidos pela indústria que mente desde o início dos tempos, apenas pelo desejo ardente de lucro. Indústria mente?

- Você já ouviu falar que leite com manga mata?

- Sim. Mata de raiva!

- Os produtores de leite em épocas de escravidão observaram os lucros de produção caírem a níveis alarmantes.

Examinada a causa, descobriram que os negros escravos bebiam todo o "lucro branco". Como também comiam frutas – que bom – e havia muita manga naquela região, bastou criar essa "teoria (científica) diabólica". "Leite com manga mata". Por favor, pare de tomar leite. Muita cretinice, não é verdade?

- Até hoje muitos ainda acreditam nessa tolice.

Lembre-se: o cálcio se encontra dissolvido na terra e, captado pelas raízes das plantas, passa para os vegetais que utilizam em importantes partes das próprias bioquímica e fisiologia. Das plantas é transferido como alimento aos herbívoros (a vaca que aproveita para funções vitais e também o adiciona ao leite para enriquecer a vida "do bezerro"). Herbívoros são devorados pelos carnívoros que recebem aquele cálcio. Nós, humanos, somos ovívoros: alimentamo-nos de raízes, plantas e animais, desse modo, de todos eles obtemos o precioso cálcio.

Sim. O leite é rico em cálcio "para o bezerro" que tem um estômago muito diferente do nosso e trabalha os elementos, de modo distinto.

O leite é também rico em ômega-6, ótimo para construir cérebro de vaca. Se quisermos ter cérebro de vaca tomemos leite de vaca.

Precisamos de ômega-3 para nosso cérebro. Portanto, se quisermos cérebro humano para nossas crianças, devemos escolher leite humano, rico em cálcio, ômega-3, essa gordura que produz revestimento neural, a bainha de mielina que protege os axônios, porção condutora dos estímulos elétricos das nossas células nervosas.

Ao que se refere à absorção de elementos do leite: o leite de vaca possui ferro heme (heme de hemoglobina). Esse ferro compete com o cálcio no processo de absorção porque ambos utilizam o mesmo receptor na parede do tubo digestivo humano. Nessa luta entre cálcio e ferro, o organismo absorve bem pouco dos dois elementos. Estudos demonstram que quem habitualmente toma leite de vaca tende a se tornar hipocalcêmico e anêmico – anemia ferropriva. Pouco cálcio e pouco ferro, respectivamente.

A anemia também acontece porque a intensa composição do leite de vaca, inadequada a humanos, agride a mucosa intestinal, levando à inflamação crônica e a sangramentos digestivos (perda de ferro pelo sangramento), visualmente imperceptíveis pela mãe (e pediatra).

São muitos aspectos fisiológicos das diferenças entre leite de vaca e leite humano. Não quero me aprofundar neles, apenas na filosofia da alimentação. Leia o artigo de revisão no jornal da Sociedade Brasileira de Pediatria, Oliveira MA, Osório MM. Consumo de leite de vaca e anemia ferropriva na infância. J Pediatr (Rio J). 2005;81: 361-7, e pasme. Permita-me abordar mais alguns aspectos do problema:

- O cálcio é "retirado" do osso de quem toma leite de vaca e não "colocado" no osso, como afirmam. Por quê? – Porque nossa alimentação inclusiva do leite, esse com características químico-biológicas próprias, deixa nosso corpo muito ácido – "paraíso" para inúmeras doenças, inclusive câncer. Para enfrentar o problema, o corpo precisa produzir substâncias quem neutralizem (tamponem) essa acidez, trazendo de volta os níveis de pH, para um ponto de equilíbrio. Sabe qual elemento entra na produção desses fatores de reajuste bioquímico?

- O cálcio. Formamos bicarbonato de cálcio para nos defender. Viva nossa fisiologia. Mas chega o momento que não se consegue manter saúde óssea. A saída de cálcio do osso torna-se maior que a reentrada e leva ao problema: osteopenia, posteriormente, osteoporose. Lembra da senhora que citei no programa do Fantástico, com osteoporose e a geladeira repleta de caixas de leite?

- Meu pai, homem forte, alto e (aparentemente) saudável, tomou leite por toda a vida. Com mais idade, certo dia, ao se levantar da mesa no almoço, sentiu uma dor súbita e intensa na porção lateral baixa do tórax. Fratura espontânea de uma costela provocada por um simples movimento. Diagnóstico: osteoporose severa.

Sexo masculino, saudável, nem desconfiava, tampouco pedia para ele mesmo, o exame que solicitou como médico a milhares de mulheres durante toda a vida como ginecologista. A menopausa não tratada coloca as mulheres numa posição de maior risco, contudo, é um problema importante para ambos os sexos.

No livro "O Fim dos Alimentos" de Paul Roberts, em determinado momento ele relata a entrada de grande e conhecida indústria mundial do leite em países do oriente. Em alguns desses países a vaca é sagrada (o leite dela também deve ser, não é verdade, afinal ninguém vai incomodar essa deusa de porte e importância), assim, também, ninguém naquele país toma leite animal e as crianças TODAS têm intolerância à lactose de modo natural (aquelas coisas de Deus).

Questionado sobre intolerância à lactose, o diretor presidente responsável pela introdução do leite de vaca naquela região disse algo tão terrível quanto:

- "Bem! (Well)". "Primeiro estamos introduzindo o sorvete preparado com leite. Desse modo, as crianças irão se acostumando, sofrendo um pouquinho com algumas cólicas, porém, toleráveis (para ele?), mais ou menos após seis meses já estarão bem acostumadas". CRETINO!

- Nossas avós, quando nos viam mal por qualquer motivo, doentes, logo preparavam "leitinho" para que melhorássemos, não é verdade?

- Ficávamos quietos e, sem saber, piores do que antes. Até que alguns de nós um dia também "nos acostumamos" ao leite. Porém, nunca o nosso metabolismo, muito menos o sistema digestivo, que sofre até hoje. Tem gente que leva "leitinho" para cama e toma antes de "mimi". Sofre muito, sem saber, por toda noite.

Pense: de onde a vaca retira mesmo o cálcio para turbinar o leite?

Resposta: do mato. Nunca vi vaca tomando leite. Você já viu?

- Por isso mesmo, mando todas as minhas pacientes "pastar"..., no verdureiro, e tomar sol para enriquecerem-se de vitamina D. "D" de "de-graça", apenas pela exposição ao Sol. Somente 15 minutos por dia, daquele "Sol que dá câncer", é o ideal para a produção da vitamina. Mas não se preocupe, câncer de pele só se permanecer por horas e muitos dias.

A vitamina D age na facilitação da colocação e permanência de cálcio nos ossos (e muito mais). Fique rico em cálcio e vitamina D.

Cientistas enviaram forte comunicado ao Departamento de Agricultura Norte-Americano alertando que "algo está errado na Pirâmide Alimentar, aquela que queria orientar, direcionar a conduta de especialistas de nutrição, em todo o mundo. Dizem que existem lobbies a favor da indústria do leite e querem nos fazer acreditar que esse líquido animal é essencial à vida humana. A indústria gasta fortunas para convencer você que leite é necessário, mas não diz que pode provocar um enorme número de doenças".

Independentemente de qualquer questão posta em dúvida, eu não tomo leite (difícil conseguir isso "de modo absoluto", pois, ele – o leite – está na composição de muitos alimentos industrializados), porém, desde 2003 eu não compro um litro de leite sequer, nem passo pelo corredor onde se vende leite, porque sinto até certo desprezo, graças a tudo que passei a observar e compreender. Interessante é que peço às minhas pacientes para que façam uma experiência: fiquem ao menos um mês sem ingerir aquele leitinho habitual, nem o "pouco" acrescentado ao café da manhã. Um mês sem leite. Não precisa mais tempo para perceberem que o dia passa a ser muito mais agradável, com uma bela sensação de bem-estar e mais energia. Elas me contam isso, surpresas.

Algumas pessoas completam o café com "suco de soja". Enganosamente a indústria nomina como "leite de soja", contudo, observe, "leite de soja" não existe, simplesmente porque soja não é mamífero; não tem mamas; é uma planta. Nunca vi soja com peitinho à mostra sendo ordenhada. Isso é "marketing" ilusório, enganoso.

O que muitos não fazem para mesmo os adultos não largarem o peitinho da mamãe. Ui! Forte! Desculpe.

QUEM MAIS MATOU CRIANÇAS NA TERRA ATÉ HOJE?

- Herodes?

- Não, mas a cultura construída sobre o leite da vaca. Uma campanha mundial por muitos anos com a indústria tentando convencer a população que leite da vaca (da lata, na mamadeira) era muito melhor que o da própria mãe.

Não foi difícil convencer as mulheres quando dirigiram o foco para a estética, que os seios ficariam caídos, horríveis (muito exagero nisso), o pior, é que as mulheres acreditaram. Após a Segunda Guerra Mundial surgiu uma grande (e bem-vinda) luta por maior liberdade feminina. Essa liberdade exigia "abandono" dos filhos com alguém, desde que esse alguém desse a mamadeira das tantas horas, da tal hora, e da..., ah..., feitas com o leite em pó, de uma tal empresa. "Leite industrializado é ótimo"! "Leite da indústria para crianças felizes"! Estampava nas propagandas.

Surge no mercado mamadeiras de diversos tipos, formatos, cores, e campanhas de contrainformação em todo lugar: "Mamadeira. Proteção total para a saúde dos bebês". Por um momento tente imaginar o lucro dessas empresas. Impossível. Ok. Talvez, e provavelmente, no começo nem eram tão maldosas assim, pois acreditavam realmente nesses conceitos. Algumas mães de fato têm dificuldades, algumas..., até não conseguem amamentar. *"Comidas da Nestlé para crianças felizes"; "Nenês Nestlé têm bochechas rosadas, olhos brilhantes e capacidade para se desenvolverem como homens e mulheres felizes no futuro".*

Produtos Nestlé foram levados a mulheres na África, mães com os peitos cheios de leite que tinham grande dificuldade para entender porque o da lata seria melhor que o delas. Desconfiavam das representantes da Indústria que vestiam indumentárias de enfermeira para dar mais credibilidade nas apresentações de "como utilizar as latas".

Iniciava a década de 1960, que seguia um boom mundial de nascimentos; crianças que logo ficaram conhecidas como *baby boomers*. Com elas, o nascimento e a ampliação de diversas áreas interessadas nessas novas e animadas famílias de consumidores. Não apenas carentes de alimentos infantis, mas, brinquedos novos. Todos interesses apropriados para esses grupos. Uma festa para a economia.

Não demorou para que se iniciasse uma mortandade de crianças, principalmente no primeiro ano de vida, em todo o planeta. Mães afastadas das casas e dos filhos, mamadeiras vendendo muito e crianças morrendo por diversos distúrbios, como a baixa imunidade, falta de contato, tônus, calor e afeto, que só a amamentação no peito pode oferecer.

> **FALTA DE CONTATO, TÔNUS, CALOR E AFETO QUE SÓ A AMAMENTAÇÃO NO PEITO PODE OFERECER**

Os médicos iniciaram forte reação pedindo às mães para voltarem a amamentar os filhos. Surtia pouco efeito. As mulheres não queriam largar as conquistas feministas. Atentem, não femininas pelo que tanto lutaram (esse tema do mundo feminino eu aprofundo e comento no livro Sexo, Família e Sociedade).

Aos médicos restou como estratégia implorar às mães para amamentarem por "pelo menos seis meses". Criaram-se leis, como a licença-maternidade, com a finalidade de facilitar a amamentação e a permanência das mães com os filhos..., afetividade, desenvolvimento...

Duas coisas aconteceram, uma boa, digo, excelente, e outra ruim. Vamos iniciar pela boa: caiu pela metade a mortalidade infantil em dez anos, graças à campanha em prol da amamentação (atente, muitas crianças morreram antes disso e não precisavam ter morrido). Prova cabal da importância desse ato puramente humano, contra a substituição pelo leite da coitada da "vaca" que nada tem a ver com esta loucura. A notícia ruim: como o pedido dos médicos era para as mães amamentar por pelo menos seis meses, confusas, algumas mulheres (e homens) passaram a acreditar (muitos acreditam até hoje) que seis meses seriam suficientes para amamentação..., e depois dá-lhe fórmulas, biscoitos e bolachinhas. Você lembra das propagandas de biscoitos?

- Não, claro que não, você não ia cair nessa, ia? ... (...ia?).

SEIS MESES PARA NÃO MORREREM

Por ser tão importante vou repetir. O cérebro da criança se desenvolve exponencialmente nos primeiros três anos de vida (não apenas, mas, principalmente, nesses primeiros anos). A gordura do leite materno, rica em ômega-3, é essencial para isso, não o ômega-6 do leite da vaca. Entendeu ou quer que desenhe? (Desculpe, soltei, não aguentei).

CAMPANHA MUNDIAL PELA AMAMENTAÇÃO

Pedimos ajuda aos nenês para que usassem carinhas doces e, desse modo, convencessem as mães que precisam delas sempre perto, além do nutritivo e rico leite materno. Porém, ilusões do mundo não dão folga. Parecemos zumbis capazes de deixar nossas crianças de lado, em prol de "peitos no lugar" (eu não escrevi isso, juro). Bem, deixe pra lá.

Aprender a trabalhar com ilusões, perdas (trocas), são temas do meu livro e palestra: "Você, Ciência e Espiritualidade".

Você já viu uma criança sendo amamentada?

- Notou os olhos dela se abrirem?

- Para onde eles olhavam?

- Fixos para os olhos da mãe. Buscam o olhar da mãe. Com jeito doce, seguro e tranquilo. Nesse momento, inicia-se uma explosão hormonal, na mãe e na criança. Dentre os principais, ocitocina e dopamina. Ocitocina, hormônio de ligação – ligação relacional entre mãe e criança –, extremamente importante para a sobrevivência desse novo ser, preservar a união num feroz e difícil mundo externo. Dopamina, hormônio do amor. Não se nasce amando alguém. Amor é construção diária, aqui, entre mãe e criança, mediada pelo olhar, toque, alimentação e sonhos. Informações preciosas e insubstituíveis.

Como você quer as emoções e sentimentos do seu filho no futuro?

- Agora se puder observe os olhos de uma criança sorvendo líquido da mamadeira. Essa, mais fácil resolução da fome graças ao açúcar ali contido e à maior facilidade de escoamento do "doce", suficiente para que a criança nunca mais deseje o peito da mãe. Os olhos da criança fitam perdidos na direção do horizonte vazio. Não há nada à frente, desapareceram os olhos da mãe. Muitas vezes uma parede ou a televisão ligada em programas horríveis "estimulantes" apenas para entreter, "distrair" o filho enquanto "você" está distante, em corpo e pensamentos. Isso, distraia bastante. O mundo vai continuar distraindo a todos para sempre. "Há muito mais do que nutrientes na amamentação".

Existem bons métodos disponíveis para mulheres que tenham deixado de amamentar e desejem resgatar a produção do próprio leite.

Qualquer mulher nem precisa estar em período pós-parto para, com estímulo apropriado, conseguir produzir leite. Imagine a facilidade daquela que está recente ao parto e parou de amamentar por qualquer motivo, os mais habituais: má orientação ou medo (geralmente os dois).

Pacientes minhas, entre 14, 15 anos de idade, chegam ao consultório com leite escorrendo das mamas, querendo saber por que. Fisiologicamente estão distantes do período gestacional. Primeiro questiono se tomam algum medicamento (tranquilizante pode dar causa), se tiveram algum trauma ou situações outras que aumentam a produção do hormônio que produz leite (prolactina). Como negam e não encontro nada nas histórias ou exames pergunto: "tá namorando"?

- "Sim". Ah, arremato. "Quanto tempo seu namorado fica brincando no seu peito"?

- "Bastante"!

- Bingo. Se o "namorado" estimulando uma mama, mais precisamente o mamilo de uma mulher que nem grávida está, produz leite, imagine a mulher que parou de amamentar "por que o filho não queria mais e o pediatra deu complemento para que ela voltasse a trabalhar'?

Simples mecânica. Diga agora: "quero amamentar meu filho". E a vida será muito mais linda e prazerosa.

Dá para resgatar sim, mas como é realizado o processo?

- É utilizado leite materno oriundo de outra mãe, com cuidados higiênicos de um banco de leite e com segurança de exames laboratoriais.

O leite é oferecido numa mamadeira colocada próximo ao seio, estando a criança no colo da própria mãe. O leite sai da mamadeira por um pequeno tubo direcionado à boca da criança, junto com o mamilo. A criança mama o mamilo da própria mãe, ao mesmo tempo recebe o leite (de outra mamífera da mesma espécie) pelo tubinho "enganador", já que "da mama não sai leite". Ao estimular o mamilo com sucção da criança, numa frequência suficiente, promove nova produção de leite, que enche as mamas. Aos poucos passa a não precisar mais do "tubinho" nem do leite de outra mulher, voltando a própria mãe a amamentar.

Fique bem LONGE de pediatras, nutricionistas, mães, sogras, vizinhas, amigas, todos "endoidecidos" pelas neuroses e ilusões do mundo e da mídia dirigida. Viva mamães e seus filhos com cérebros e corações turbinados e protegidos.

Porém, se você ainda quer bolachas, salgadinhos e outros lixinhos que a indústria insiste poluir em propagandas de rádios, nas televisões em horários de programas infantis como desenho animado, eles apenas para enriquecer muito à custa da saúde das crianças sabotando para sempre o paladar e a vida de nossos filhos..., a opção é sua.

Que tipo de alimento você acha que as crianças irão preferir?

- O leite materno tem gosto ruim, para nós adultos. No entanto, a criança adora, literalmente revira os olhos enquanto mama.

Você já viu isso?

- E qual o sabor dos lixinhos?

- Saiba, é impossível competir com bolachinhas e salgadinhos se você adulto não interferir nessa loucura.

Quando a criança alcança seis meses são introduzidos outros alimentos. Correto, porém, NUNCA com sal e açúcar adicionados de acordo com o gosto dos pais, adultos. Criança adora vegetais naturais – natural assim como o leite da mãe que não é adoçado nem salgado artificialmente. Acredite. Muitos gostam de sabores fortes porque não foram protegidos, caímos nessa armadilha para nos tornarmos consumidores entusiasmados de comidas industrializadas para sempre.

Papo de "bicho-grilo natureba"? Sei não.

PÓS-GRADUAÇÃO

Após muitos anos dando palestras, apesar de médico e tantos livros estudados em profundidade sobre alimentos, fisiologia, bioquímica, longevidade saudável..., ainda assim decidi fazer pós-graduação em Nutrologia. Afinal, se opino, elogio ou critico, devo procurar conhecer ao máximo, para errar "o mínimo".

Escolhi o Grupo de Nutrologia mais recomendado em nosso país. Vinculado à Associação Médica Brasileira, Conselho Federal de Medicina etc. Fiz a inscrição e no dia marcado fui a São Paulo. Um ano de finais de semana para saber cada vez mais. Chego à noite ao hotel, um bom jantar, sozinho; retorno a meu quarto; tomo um ótimo banho, bastante animado para o dia seguinte. Acordo cedo. Outro banho; coloco-me "bonito-na-figura"; sorvo um belo e saudável café da manhã e parto a pé para encontrar o endereço onde iniciaria a pós-graduação.

"Google Maps" nas mãos... vejo que é perto, bem perto do hotel.

O dia está lindo. Um belo sábado de sol em São Paulo, inspirador para mergulhar nesse tema tão sério e importante para a vida de todos.

Quando paro em frente ao endereço, do outro lado de uma movimentada rua, fico perplexo. Uma das pós-graduações mais importante do nosso país é realizada dentro do prédio da Nestlé. Que fazer?

- Ok, vamos lá.

Já que estou aqui vamos para dentro do Olimpo, ver e ouvir o que eles têm a mostrar e dizer.

No primeiro momento, um choque. Alguns doutores passam uma lista para todos os inscritos (aproximadamente 600 médicos), um abaixo-assinado para a volta das anfetaminas, droga utilizada como estimulante do sistema nervoso central, muito prescrito em fórmulas para emagrecimento. Medicamento proibido pela Anvisa porque traz uma série de problemas. É capaz de matar se mal utilizado. Capaz de matar, viciar e decididamente para mim, última opção num tratamento eficaz à perda de peso. Propostas inadequadas e mal formuladas são grandes fatores que levam a insucesso, desgaste pessoal, desânimo, em consequência ao chamado efeito sanfona. Mas vamos lá. Estudar mais, debater ideias, discutir casos, guerrear, participar da vida.

Problemas não apenas com a Nestlé. Mostro em minhas palestras uma propaganda da Lacta, que dizia serem deles os produtos "*os motivos da vida*". Frase em uma propaganda de 1910. Ainda afirmava que "*Crianças são preguiçosas e só gostam da escola por causa do recreio*" (aí eu posso concordar. Esse é assunto de outra das minhas palestras). "*Mas se oferecermos Lacta como prêmio, todas se tornam estudiosas e comportadas*". Aguente agora a que encerrava a chamada: "*Lacta, como estímulo, supera qualquer método de ensino*"! Uau!

Escrevo este parágrafo no ano de 2018, precisamente, julho de 2018. Impressiona ouvir a notícia que vou transcrever.

Donald Trump, atual presidente do Estados Unidos da América, em mais uma polêmica mundial, posiciona-se contra a Organização Mundial da Saúde – OMS sobre proteção à amamentação. Congresso Mundial de Saúde em Genebra, maio de 2018, todos os países aderem à recomendação da OMS: manter aleitamento materno exclusivo para nenês, até os seis meses de vida. Unanimidade rara quando se trata de conceito mundial. Surpresa.

Os emissários de Trump se posicionaram de modo contrário, colocando a diplomacia em pânico. Países menores acuados pela ameaça de forte retaliação se não apoiassem a recomendação dos Estados Unidos. A Rússia interferiu colocando novamente as coisas no lugar. Putin *versus* Trump. Interessante essa briga.

- Ganhou a defesa das crianças.

Trump agiu sob a batuta da Indústria do alimento artificial e muito se falou que foram financiadoras da campanha do magnata. Outro ponto polemizado pelo presidente americano foi a posição contrária à licença-maternidade, o que favorece os empregadores em geral.

Não há dúvidas, fortes evidências científicas comprovam: quanto mais tempo as mães passam com os filhos, maior a possibilidade de boa amamentação. Claro, menor é o lucro das empresas que vendem fórmulas infantis, além do afastamento temporário das mulheres dos postos de trabalho. Uma vergonha para o mundo civilizado. Tentar impedir, dificultar um ato humano dos mais nobres em favor do "dinheiro".

Para encerrar este capítulo, diga-me:

- Por quanto tempo uma criança permanecerá mamando se tiver a boca no mamilo e uma das mãos segurando uma bolacha recheada?

- Quando será que os olhos irão virar para a bolacha e "nhaaaac"?

- Nunca mais retornará ao peito.

Pense antes de responder.

Aprender a pensar é objetivo de todo o Programa SUPERCONSCIÊNCIA/FAMÍLIA DO FUTURO.

Capítulo **XXII**

Outras Grandes Porcarias

3/01/2011. Entro em uma loja de conveniência e chama-me a atenção um produto da SADIA. Como o próprio nome diz "S A D I A". Pego o pacote em minhas mãos e leio: "X-Burger Sadia, produto para micro-ondas" (acredite, escrito assim mesmo: **X**-Burger). Lendo a lista de ingredientes deparo-me com "gordura vegetal hidrogenada". Todos já sabemos o que significa, não é mesmo?

- Gordura trans, proibida em diversos países desenvolvidos, deveria estar proscrita dos nossos alimentos. Mais (muito) sal; outras gorduras; grande quantidade de carboidrato refinado. Todos adoramos o sabor, não é mesmo?

- Principalmente jovens que frequentam muito esses lugares (e o marketing sabe bem disso), mas, é Sadia, saúde, saudável..., e aí?

- Vamos reclamar para quem?

- Para o "franguinho da sadia"?

- Lembre-se:

- Comprar, consumir, viver com essa realidade é uma escolha.

Nosso "insigne"! Ministro da Saúde "*Senhor Fulano*" comemorou um acordo com o "digníssimo" representante do McDonald's Mr Mc para toda a América do Sul, "*Mister Sal*", Leia bem: Ministro da Saúde de país subdesenvolvido ("em desenvolvimento...", em quê mesmo?) reunido com Mr. Mc, marco mercadológico da má nutrição de um país economicamente dominante. O que poderia acontecer?

- Estavam juntos a fim de implantar um novo "informativo" daquela rede de "lanches infelizes". Sabe aquele papel sobre as bandejas onde são colocados deliciosos lixos para a gente comer, e ali permanecemos zumbis, entretidos, olhando figurinhas e lendo bobagens enquanto babamos em modo automático sanduíches gordurosos, sorvetes e bebidas açucaradas?

- Pois bem. Acredite!

- Os desenhos impressos naquele "informativo" mostravam crianças brincando, dançando, muito movimento, alegria, frutas, água..., e bem no centro, escrito em destaque: "SAÚDE E EQUILÍBRIO", e um pouco mais abaixo "AMO MUITO TUDO ISSO".

Mais informações acesse: www.saude.gov.br ou disque saúde 0800611997.

Tudo a ver: Ministério de Saúde do Brasil com a rede das "intrigas digestíveis". Um horror.

Ainda tem dúvida?

- Fale com o ministro.

A mensagem: ame tudo isso e sinta orgulho dos nossos produtos, afinal, Mc é saúde e equilíbrio. Em menos de dois meses foi derrubada a campanha "da bandeja" graças às reclamações vindas de diversas fontes. Quem usa drogas sabe que faz mal, ainda assim usa. Esquizofrenia, quebra de ideias, paradoxo..., loucura?

- Triste verdade. Então me diga: Você já ouviu falar que essa alimentação faz muito mal?

- Sim?

- Por que sabe e continua "usuário"?

- Desculpe, mais uma vez.

Hanna Robertson, menina canadense com 9 anos de idade, constrangeu o Presidente do McDonald's Mr Mc perguntando, *"porque insistia em 'enganar crianças com brinquedos' para que comessem a 'comida' dele e ficassem doentes"*. Todos conhecem a estratégia de marketing de oferecer "gratuitamente" um brinquedo diferente por semana para que as crianças insistam com os pais a voltar e devorar compulsivamente os lanches viciantes. Não precisa insistir com pais, avós, tios..., não é verdade?

- Muitos querem esses sabores e esquecem fácil dos horrores.

Num vídeo espalhado pelas redes sociais aparece uma mulher chorando ao lado de um corpo que "descansa em paz" sobre uma maca num necrotério. Ao rodar a câmara em volta do corpo mostra nas mãos do cadáver um sanduiche parcialmente devorado. A cena segue, roda à volta do corpo e mostra os pés vistos donde se forma o "M" da marca McDonald's Mr Mc e a frase:

- "Eu Amava Tudo Isso"!

Capítulo **XXIII**

POR QUE NOS VICIAMOS NESSA "COMIDA"?

Fazendo a pergunta de maneira mais, digamos, maldosa: como a Indústria de alimentos vicia você em comida lixo?

- Primeiro ponto: a qualidade ruim das "comidas habituais" nos mantém diariamente acessando poucos nutrientes. Como consequência, ficamos buscando os nutrientes que faltam: nas geladeiras, mercados e restaurantes. Pior, nunca encontramos, o que torna o processo de busca permanente. Estamos sempre com fome. É um processo inconsciente a princípio, tornando-se consciente quando a fome aperta. Você já se viu estudando, trabalhando, e quando se dá conta está abrindo a geladeira?

- Segundo: carboidratos refinados, num processo insulínico já explicado, mantêm-nos em estado hipoglicêmico (baixo açúcar no sangue) ao longo de todo o dia, fazendo o cérebro exigir que a gente corra sempre atrás de mais glicose, mais glicose, mais energia.

- Terceiro: alimentos industrializados, do modo como são produzidos e preparados, em contato com áreas cerebrais do prazer e recompensa, agem como drogas pesadas, aumentando endorfinas e fazendo com que desejemos cada vez mais "a fonte da felicidade".

- Quarto: a indústria desenha os produtos, cada vez mais atrativos a todas as idades. Coloridos, lindos, "refinados" com duplo sentido; propagandas espetaculares na mídia, seguidas de frases como: "É impossível comer um só" ou "Coma sem parar". Tudo para iludir e atiçar ainda mais nosso (fortíssimo) inconsciente. Conte-me: Você está com fome, sem nutrientes essenciais e baixa energia e uma caixinha colorida fica piscando para você. O que fazer?

- Quinto: uma das estratégias mais eficientes e viciantes tem nome próprio: o Sal. Um problema para todos nós, muito além da pressão alta que o tem como uma das principais causas, quando discutido como um problema populacional (parte da solução quando bem controlado e usado na menor quantidade possível). Na fisiopatologia dos muitos danos causados aos rins, o sal está presente. Aonde ele "vive"?

- Em grande quantidade dos alimentos atuais, inclusive doces.

O sal sensibiliza a boca para lembrar-nos onde encontramos tanta glicose. Alimento gatilho. Costumo perguntar em minhas palestras:

- "Quem aqui já fez dieta na vida?
- Ninguém, não é verdade?
- Mentira, mas, acreditem, muitas vezes as pessoas que estão em plena dieta dizem assim: Que vontade de comer uma comidinha de sal".

É Vício. O sal é tão importante que merece um capítulo à parte. Deixarei esse aqui bem curto para que você releia, pense, releia, pois considero tão caro para todos nós, que decidi largar os vícios para trás.

Portanto, chega de vícios e vamos aos hábitos.

Vamos lá?

- Ok. Vai lá preparar um chá verde antes de seguir a leitura.

Um bom hábito, não um vício.

Que bom.

Em tempo: o sal que precisamos para a vida está naturalmente presente em todos os alimentos espalhados pelo ambiente. Basta coletar e caçar. Não precisamos de saleiros.

Capítulo **XXIV**

O Sal Nosso de Cada Dia

Sal é um dos grandes protagonistas do hábito. Hábito é instrumento cerebral importante que nos faz agir sem precisar pensar (muito), portanto, sem gasto excessivo ou desperdício de energia. Maravilha. Imagine se cada vez que precisássemos dirigir um automóvel tivéssemos que pensar e reaprender a trocar marchas, pisar no freio com determinada força, para qual lado mover a direção etc. Ruim, verdade?

- Porém, algumas vezes nossos hábitos não são bons. No caso do uso (abuso) de sal, além de desnecessário como complemento por ampliar sabor, amplia também o HÁBITO de comer em demasia, sem parar. Precisamos de Sal para a nossa saúde, contudo, como escrevi ali atrás, ele já existe em quantidade adequada nos alimentos naturais. Isto é, a folha de alface possui sal, frutas possuem sal, o organismo se desenvolveu recebendo a quantidade de sal que necessitávamos. Como surgiu o sal como um problema?

- Povos antigos demoravam tempo para conseguir alguma caça e as sobras da comida apodreciam diante dos olhos. Não poderiam ser aproveitadas mais tarde. Começaram utilizando ervas, para tornar mais palatável e menos malcheirosos os alimentos, tentando frear a perda.

O sal foi adicionado mais tarde, quando nações inteiras se deram conta que "salgando as carnes nem bactérias queriam comer", portanto, a comida demorava mais para apodrecer, como já contei.

Com o tempo começaram a apreciar o sabor oferecido pelo sal, assim como aconteceu depois com o acrescentar de gorduras e açúcares.

Costumo dizer que a "Dona Benta", quituteira de mão cheia, autora de dezenas de livros de receitas, não era terrorista sonhando em matar crianças com "guloseimas". Nossos pais e avós também não. Apenas não sabiam do mal que ofereciam aos filhos. Nós precisamos "saber".

O sal, muito útil nos tempos idos, hoje não é mais. Faltou comida você vai ao mercado ou até a geladeira e encontra o alimento que precisa. Nem caçar, nem ver apodrecer. Nem mais tanto sal.

Contudo, o sabor mais estimulante levou ao hábito. Aqui surgiu um grande problema. Na direção de um automóvel o hábito com treino torna você cada vez mais especial no volante. No caso do sal de cozinha, as papilas gustativas acostumam-se com a quantidade usada e o paladar passa a pedir cada vez mais. Agora o hábito passa a ser péssimo para a saúde. Colocamos cada vez mais sal, sem perceber ou "pensar".

Responda pra mim por favor: – "Uma concha de feijão você põe em cima do..., PRATO. Quem inventou que tinha que ser em cima do arroz?

- Alguém lá atrás no tempo. Esse comportamento tornou-se hábito que você inconscientemente incorpora e responde "sem pensar". Compra, prepara e come arroz com feijão; arroz com feijão...

Um pão... aquele gostosinho da padaria, se não tiver sal, fica uma "coisa ruim"? Você imediatamente troca e compra em outro lugar.

- E churrasco?
- Quem disse que não pode faltar sal (grosso)?
- Um dia "criaram-se" essas "verdades" e a partir dali todo mundo acreditou. Todos fazem sem pensar. Sem pensar que "não precisa". Que se pode usar ervas, óleos, especiarias..., e fica uma delícia.

O "sal do saleiro" como nunca foi alimento humano, se foi introduzido pode ser retirado. O governo insiste na retirada do saleiro de nossas mesas, as pessoas mantêm o uso, e cada vez mais, como se a gravidade do tema não tivesse nada a ver com eles. Comportam-se como imunes aos efeitos do sal, simplesmente, porque não querem abandonar o prazer palatável que o sal oferece.

Campanha do consumo consciente de sal. O Governo federal junto com o Governo do Estado de São Paulo fez uma campanha para conscientizar o que chamou de "sal de ervas". Quatro partes iguais de ervas secas e uma quinta parte de sal. Bata tudo no liquidificador, guarde em um pote de vidro bem fechado e use como sal comum.

O Governo também conseguiu acordo com a indústria de alimentos. Como a população não diminui a quantidade de sal nem sequer se ocupou em retirar o saleiro das mesas, a indústria se viu obrigada a forçar a diminuição de toneladas de sal na composição dos produtos. Será que isso irá acontecer um dia, ou cairá rapidamente no esquecimento? – Que forças são essas que não permitem que o bem prevaleça?

- Nossos hábitos e a nossa imaturidade. Parecemos zumbis, seres inconscientes que rastejam sem pensar, atrás de "comida".

Você gosta de arroz?

- Por favor, responda com sinceridade, mas, pense antes de responder. "Sim adoro"! Ao menos isso é o que eu ouço sempre, quando pergunto. Posso provar que você não gosta de arroz?

- Se eu provar você tentará me ouvir, ao menos um pouco mais?

- Ok. Você está sentado à mesa, com fome e esperando ser servido pela nova cozinheira que começa a trabalhar hoje em sua casa. Lá vem ela com um lindo prato, aquele arroz branquinho, soltando o "vaporzinho" estimulante. Posto o prato à sua frente você pega os talheres rapidamente porque não vê a hora de "mergulhar" naquele produto dos deuses. Imediatamente leva uma "colher" cheia à boca e em segundos, com uma fisionomia esquisita, exclama:

- *"Nossa! Como está ruim esse arroz"*!

- Antes de explicar vou repetir sua expressão:

- "Nossa..., como está ruim esse arroz"!

- Arroz..., ruim?

- Pergunto: está faltando..., "Sal". Curioso como todas as vezes que fiz essa colocação em palestras todos respondem juntos e em uníssono: "SAL". Mas, espere, então arroz é ruim, fica bom apenas com.... sal. Surpreso?

- A mesma coisa ocorre com as massas. Você cozinha aquele macarrão maravilhoso. Pronto, está no ponto ideal..., "*al dente*". Você retira a pasta da panela, coloca no prato e come?

- NÃO. Enche de molho. Gorduroso, salgado, calórico volumoso.

Você gosta da textura da massa com o molho, muito molho. Sem molho..., eca. Portanto, arroz, massas... nada a ver com sabor. Não são pratos saborosos de modo natural.

A biologia ensina: não gostoso, não necessário.

O marketing ensina: não gostoso..., coloque "um monte de coisa" em cima que fica bom, atrativo, delicioso, amoroso.

Pouco importa se trará danos às pessoas.

E arroz integral?

- Muitas pessoas dizem que não gostam, nem sabem cozinhar.

Acredite, é fácil aprender, basta querer. Integrais ficam muito bem com o colorido de vegetais, ou seja, aprenda a preparar, com carinho.

Como já vimos, o índice glicêmico dos integrais é muito mais baixo que o dos refinados, traduzindo saúde.

Deixe-me contar importantes diferenças entre integrais e refinados. O que é cada um. Arroz refinado, lembre-se, é composto por duas moléculas de glicose (glicose + glicose) e retiraram a proteção das fibras que diminuem a velocidade de absorção. Portanto, muita glicose, alta velocidade de entrada desse açúcar, muita insulina como consequência, picos dela, e todos os resultados metabólicos ruins. E o integral?

- O integral é o mesmo composto: glicose + glicose..., no entanto..., "entrará com camisinha".

Brincadeira (de mau gosto), mas, vale a analogia. Afinal, as fibras funcionam como verdadeira proteção. A carga glicêmica também irá se elevar no mesmo nível que o refinado, mas, em velocidade muito menor e, desse modo, sem forçar o pâncreas a realizar altos picos de insulina.

Na "casquinha" integral – revestimento que a indústria retira para que reste o arroz branquinho – é que estão todos os nutrientes maravilhosos que precisamos, como vitaminas, minerais, aminoácidos essenciais etc. Muita vida, que não merece ser jogada fora.

Contudo, por que a Indústria retira?

- Além das teorias da conspiração, que não vou provocar, um dos principais fatores que exigem o refino é que, se não retirar essa porção mais externa e rica, fica difícil estocar porque apodrece muito rápido.

Esse é um dos motivos por que integrais são sempre mais caros, apesar de darem menos trabalho na produção.

Boas escolhas!

Capítulo **XXV**

CRIATIVIDADE, SAÚDE E ALEGRIA

Dá para ser criativo em muitos pratos com arroz e massas, claro, contudo, sempre em pouca quantidade. Com exageros chegará o dia que uma doença grave pode não nos permitir mais sermos criativos.

O sistema vascular alcança, direta ou indiretamente, todos os tecidos do nosso corpo. Cada vaso sanguíneo possui uma camada interna, o endotélio, onde se produz e "vive um pequeno gás", o óxido nítrico (NO), composto por apenas dois átomos: nitrogênio e oxigênio. Esse gás mantém a saúde dos vasos, principalmente promovendo relaxamento.

A ausência de saúde nessa fina membrana permite microlesões, locais onde se formarão as placas gordurosas que podem evoluir como doença, de duas maneiras:

1. A chamada placa mole com tempo pode tornar-se instável, romper e levar à formação de um coágulo, fechando a artéria, consequente impedimento da oxigenação e nutrição dos tecidos sob responsabilidade daquele vaso sanguíneo. Nesse caso, o que fecha o vaso não é a placa na parede da artéria, e sim o derrame de gordura mais outras substâncias contidas naquela lesão, todas compondo o coágulo.

2. A placa dura. O entupimento acontece progressivamente com crescimento da placa para dentro do vaso sanguíneo até o momento que impede a passagem de oxigênio e nutrientes.

Pense nessa sequência, não linear ou simples assim: carboidratos refinados gerando hiperglicemia e a consequente hiperisulinemia. Com o tempo, resistência insulínica. Excesso de homocisteína e colesterol, fruto da má alimentação; LDL elevado, HDL baixo; estresse oxidativo; estado pró-inflamatório; inativação e déficit de óxido nítrico; excesso de sódio; déficit de potássio, magnésio e cálcio; estado pró-trombótico...; e: dependendo onde estourar o dano procura-se: o cardiologista se a lesão ocorrer no coração; neurologista se no cérebro; vascular se as placas se formarem nas carótidas ou aorta; endocrinologista se "estourar" o pâncreas, tireoide, suprarrenais; dermatologista nas acnes e oleosidades; psiquiatria por depressão, ansiedade, demência; ortopedista no excesso de peso sobre as articulações, ginecologista para tratar ovários policísticos, irregularidades menstruais, esterilidade, infertilidade. Lembra-se da síndrome metabólica, graças também aos refinados excessos? – Estamos entre o prazer e a dor. Decida!

- Placas arterioscleróticas formam-se em todo o sistema vascular.

Pense: quando o paciente faz o exame para avaliar como estão as coronárias, artérias do coração e o médico detecta o problema em uma delas, a minha questão insistente: é apenas ali que o sistema vascular está comprometido?

- Não. Todo o sistema está doente. Todo o indivíduo está doente. E por muitos anos – lembra-se da zona cinzenta?

- Um dia "a casa cai"!

Às vezes cai logo. Porque se coloca uma prótese artificial (e cara) para liberar aquela artéria onde foi detectada a lesão, mas nada se faz para "todos os outros buracos na estrada" que passaram despercebidos.

É possível reverter esse processo de dano e evitar o pior.

Trabalhos científicos atuais mostram que mudança gradual de hábitos alimentares, abandono do sedentarismo e utilização de alguns suplementos adequados com vitaminas, minerais, cálcio, magnésio, ômega-3, proteínas..., entre outros, são capazes até de corrigir o dano nas artérias. Muitos pacientes controlam as doenças dessa maneira.

Capítulo **XXVI**

Acreditar em Quem?

- Em mim?
- Anos acompanhando meus pares médicos e nunca ouvi nada sobre nutrição que não fosse apenas aquela ladainha de tentar em poucos minutos, recomendar boa alimentação e a prática de atividades físicas (que a maioria dos médicos também não pratica).

Em 2011, eu estava no Congresso de Ginecologia na USP em São Paulo, sentado tranquilo, relaxado, assistindo uma mesa redonda sobre "Esterilidade e Irregularidade Menstrual". De repente, surge projetado na tela: "RESISTÊNCIA INSULÍNICA". Levei um susto porque era a primeira vez que via meus colegas ginecologistas tocarem nesse assunto. O palestrante seguiu: "Aceleração da arteriosclerose, defeitos de coagulação, *acantose nigricans*, diabetes tipo 2, hipertensão, obesidade, disfunção endotelial e..., ovários policísticos – OPC".

Jovem, obesa, apresentando irregularidade menstrual, o que leva à esterilidade (não consegue engravidar, objeto daquela aula). Conduta proposta: dieta e atividade física levando ao retorno do ciclo menstrual regular e fertilidade. Na tela seguinte a informação bombástica: 5 a 10% de perda de peso leva à normalização do padrão menstrual, ovulatório e mais: atividade física e dieta têm resultados semelhantes ao uso do medicamento "metformina". Os médicos são muito estimulados por laboratórios farmacêuticos à prescrição do uso de metformina.

Levantei-me da cadeira e documentei em fotos aquelas telas (ficaram escurecidas devido ao ambiente, porém, uso até hoje em palestras).

Em 2013, no Congresso Brasileiro de Síndrome Metabólica e Obesidade, assisti palestra sobre redução na incidência de diabetes tipo 2.

Foram comparados indivíduos que utilizaram o medicamento metformina por tempo determinado, com um grupo que usou "placebo", cápsulas sem nenhum princípio ativo, incapazes de provocar qualquer alteração, entretanto, o grupo placebo foi estimulado a melhorar o estilo de vida físico e nutricional.

A metformina conseguiu reduzir o risco de diabetes tipo 2 em até 31%.

O grupo que mudou o estilo de vida alcançou 58%.

Naquele momento, lembrei do percentual encontrado há anos pela Universidade de Stanford, sobre fatores que nos fazem viver bem, acima dos 50 anos de idade. Para estudos de Stanford, o estilo de vida alcançou 53%. O que você prefere. Uma receita de metformina ou mudar e melhorar seu estilo de vida e ganhar muito mais que apenas não se tornar diabético?

Congresso Brasileiro de Endocrinologia na Associação Médica do Paraná. Lá estava eu. No primeiro intervalo do evento, cheguei à sala onde era servido o "*coffee break*" e me deparei com uma mesa cheia de bandejas repletas de comida "amarela". Pães de diversos tipos, esfirras, pães de queijo, bolos e refrigerantes açucarados. Notei que em pontos estratégicos da mesa havia propaganda do patrocinador, e a substância vinculada: "cloridrato de metformina". Naquela mesa estava presente tudo o que causa resistência insulínica e a propaganda do medicamento que se propõe combater a resistência insulínica. Documentei, claro.

Fato. Ninguém se aproximou da mesa. Todos os médicos ficaram ao lado, de costas, conversando. Terminou o intervalo, saquei outra foto da mesa. Acredite, estava praticamente intacta, ninguém se serviu.

Voltamos todos para as salas deixando os representantes de laboratório sem entender por que ninguém comeu um pastel sequer.

Tenho uma opinião. Na apresentação imediatamente anterior ao intervalo, pela primeira vez havia sido levantada a possibilidade que o mal de Alzheimer tenha origem nos insistentes picos de insulina sobre a área do hipocampo cerebral (área da memória), iniciando uma lesão progressiva e centrífuga até atingir todo o cérebro, de maneira triste e até o momento sem cura.

Certa vez encontrei um livro muito interessante: "Como ler artigos científicos – Fundamentos da Medicina Baseada em Evidência", Trisha Greenhalgh. Em determinado momento o livro demonstra diversas maneiras como a Indústria faz para manipular o resultado de trabalhos científicos: "Dez modos de enganar utilizando a estatística ao redigir resultados de artigos 'científicos'". Eu não entendo estatística. Muitos outros médicos também não. Acreditamos, apenas isso.

Existem médicos ruins, com mau caráter?

- Com certeza, como em qualquer área humana, mas a maioria é enganada e prescreve medicamentos confiando plenamente naqueles "trabalhos científicos" que viram nos congressos e assim repassam medicamentos aos pacientes ávidos para sorverem comprimidos da moda.

Frases que nos fazem pensar:

- *"Todos os dias uma usina de bobagens na mídia, na boca de médicos e nutricionistas – quem têm razão?*
- *Empresas querem vender produtos.*
- *Cientistas precisam aparecer para obter verbas.*
- *Jornalistas têm pressa, anseiam por novidades.*
- *Noticia-se uma revolução atrás da outra.*
- *A população busca soluções rápidas e quem quer emagrecer fica obcecado por elas, por fim, trabalhos e opiniões medíocres são capa de revistas"*. Todas essas, frases do Dr. Walmir Coutinho, endocrinologista da ABESO – Associação Brasileira de Estudos para a Obesidade.

"Empresas fazem lobby para mover a política oficial em favor dos seus interesses em detrimento da saúde pública". Marion Nestle – Nutricionista Universidade de NY – livro *Food Politics.*

"US$ 10 mil a médicos patrocinados que orientem colegas em congressos". Dr. José Augusto Taddei – Nutrólogo. Dep. Pediatria USP.

Margarina é melhor que manteiga; óleo de canola mata, óleo de canola é o melhor; cereais matinais reduzem câncer; cerveja reduz câncer e infarto; vinho tinto reduz mortalidade; cacau protege o coração.

E aí?

- Acreditar em quem?

- Agora algumas "Grandes Pérolas" da história do marketing – (uma verdadeira história de cretinos).

"Não há nenhuma prova conclusiva entre o uso da talidomida na gestação e malformação dos recém-nascidos".

A talidomida foi levada ao mercado com a promessa de combater enjoo das grávidas. Em pouco tempo revelou ser causa de graves malformações em braços e pernas de crianças. Membros com defeitos importantes não comovia a indústria que seguia apelando aos médicos para que continuassem as prescrições. Afinal importava o lucro.

Uma curiosidade: década de 1960. Minha mãe, grávida "deste senhor que vos escreve" recebeu uma receita de talidomida. Comprou, porém, não usou. Não gostava de remédios. Tinha medo. Ainda bem. Como eu iria escrever este e outros livros sem as minhas mãos?

- "*As conclusões que o cigarro causa câncer de pulmão são genéricas, sem nenhum fundamento científico*" – Dr. Max Cutler, New York Times, 14 de abril de 1954. Não carece comentar.

Repito: não sou contra indústria farmacêutica ou de alimentos, são importantes e precisamos delas, contudo, urge ética, moral e coragem.

Capítulo **XXVII**

Muitas Vidas, Muitos Danos

Amputação de extremidades baixas (pés, pernas) é um importante problema entre pacientes diabéticos e grave problema de saúde pública.

Tenho uma proposta. Assim como realizaram uma campanha contra o tabaco utilizando nas carteiras do cigarro imagens de doenças e males por ele provocadas, que a mesma estratégia seja aplicada nos pacotes de pães, massas e tantos outros refinados e industrializados.

Você compra seu pãozinho e no pacote que lhe é entregue há a foto de um senhor em cadeira de rodas sem uma perna. Simples assim.

Comunicação real, verdadeira, sem exagero e escrito desse modo:
- "Este produto pode causar diabetes". "Pode causar cegueira" (retinopatia diabética), impotência, esterilidade, infarto, AVC...

Estava eu na sauna em um clube da minha cidade quando aproximou-se um senhor com aproximadamente 65 anos de idade. Ele queria mostrar a todos o novo aparelho que controlava os índices de glicose permanentemente, por 24 horas. Feliz, esnobava tecnologia. Quando chegou ao meu lado, mostrou sorridente a pequena e poderosa "maquininha". Marcava 221mg/dl, ao que eu disse: – "Está alta". Ele baixou o sorriso e respondeu.

- "Pois é, veja só. Comi um pão francês pequenininho às 09:00h. A glicemia saltou de 80 para 350mg/dl e só começou a diminuir quando apliquei a injeção de insulina". Nossa conversa acontecia às 11,10h e ainda marcava 221mg/dl. Pão poderoso.

Pedi para ver o registro gráfico de outros dias. Acredite, uma montanha russa de tantos picos, quedas, altos, baixos, sobe e desce. Como manter saúde assim?

- O pior, é que ele e o médico acreditam estar a doença, o diabetes dele, sobre controle. O que eu poderia falar?

- Lá foi ele embora feliz com o "instrumento de voo". Pedi para que questionasse esse assunto com o médico, o que será que aconteceu?

VARIABILIDADE GLICÊMICA E ESTRESSE OXIDATIVO

Numa das últimas palestras que assisti na minha pós-graduação em Nutrologia (São Paulo), foi apresentado o trabalho de um conhecido cientista norte-americano, morto pelo diabetes tipo 1 – este não provocado pela alimentação e geralmente acomete os indivíduos desde a infância, devido a uma falha genética, infecção ou doença autoimune.

Ele não desejava ficar cego, perder perna ou morrer. Contudo, antes da morte ficou cego e perdeu uma perna. Mesmo assim, lutou muito para ajudar a medicina diante desse mal.

Foi apresentado um gráfico criado por ele, mostrando o que acontece com os níveis de glicose no sangue durante um dia NORMAL, habitual do homem moderno.

Você sabe que em qualquer laboratório, para colher sangue pela manhã, é solicitado jejum para que sejam avaliados, entre tantos exames, os níveis basais de glicose (açúcar).

O gráfico criado por aquele médico-pesquisador mostrava que às 07,00h o índice inicial de glicose era 50mg/dl. Sabe aquela bolachinha que está à disposição, logo que você sai da sala de coleta de sangue?

- A glicose salta para quase 150mg/dl ou mais. Imediatamente, sua insulina derruba esse avanço do açúcar, que te dá o quê, lembra?

- Fome. O que você faz?

- (Tenso). Come outra bolachinha logo que chega ao trabalho. Pronto, alcança níveis de 250mg/dl de glicose. Cai/sobe, cai/sobe..., durante toda a manhã até a hora do almoço, quando por escolhas "normais" avançam para quase 350mg/dl. Isso às 13:00h. Às 14:30h, você já está novamente com menos de 50mg/dl no sangue.

Consequência. Novamente, FOME. Por que, se acabou de comer?

- Segue o dia. Bolacha, salgadinho, amendoim, "coisas" facilmente encontradas em qualquer gaveta no escritório. 300mg/dl. Cai/sobe/cai, até às 17:00h. Conhece a história da fome que gerou a necessidade e cultura do chá da tarde?

- Pronto. Explode 400mg/dl na confeitaria com amigos. Contudo, antes de chegar em casa, você ainda passa na panificadora, compra pães, alguns outros lixinhos, chega em casa com muita fome em estado hipoglicêmico afirmando que "é porque trabalhou muito".

Janta. Mais um pouco de sobe/desce, sobe/desce, outro carboidrato, leitinho antes de dormir. Dorme, ronca, baba. Dia seguinte, inicia um novo ciclo da glicose. Não há corpo que aguente tamanha pancadaria.

Apenas procurei descrever o gráfico construído por um médico em pesquisas inspiradas na própria dor, dele. Insisto.

- Em quem acreditar?

Capítulo **XXVIII**

UM CRIME CONTRA AS CRIANÇAS

Obesidade, a maior epidemia infantil da história.

"Muito além do peso" é o tema oficial do documentário, fundamental para quem quiser acreditar no que escrevi até agora. Criança, a maior vítima. Os pais? – Vilões na ignorância e desculpas para continuarem comprando e "se entupindo" de comida lixo – deliciosa.

Como o obeso é visto?

- Uma tese de mestrado formulou tal pergunta e encontrou tristes observações. Uma menina de 6 anos descreveu outra criança obesa como preguiçosa, suja, estúpida, feia e mentirosa. No mercado de trabalho, 44% dos empregadores revelaram que não contratam obesos. Médicos os tratam de maneira desrespeitosa, considerando-os pouco determinados, feios e problemáticos. Provavelmente, pela incompetência da medicina em ajudar essas pessoas, transferem a "culpa" para o obeso. O próprio obeso sofre pela imagem que influência atitudes e comportamentos. Alguns se avaliam como deformados, grotescos e repugnantes.

O que você acha?

- Precisamos pensar sobre esse tema, ou não?

- Devemos manter preconceitos de qualquer tipo ou urge ações maduras e responsáveis?

- Inspirar é o objetivo maior do nosso trabalho. Tratar obesos como doentes apenas encobre e não resolve o problema que, para nós, está na base da alimentação ocidental.

Então cabe a pergunta:

- "Afinal, obesidade é doença ou é a alimentação de nossa sociedade que está doente"?

- Se aceitarmos obesidade como doença, criamos um número no Código Internacional de Doenças – CID 10. Passamos a tratar o problema com medicamentos, cirurgias e podemos minimizar ou esquecer as modificações necessárias e urgentes em nossos vícios alimentares.

Ótimo. Não precisamos largar a lasanha, basta tomar remédios e apenas diminuir um pouco o tamanho do enorme prato.

Isso interessa a muita gente que ganha dinheiro tratando obeso ou vendendo comida lixo e a população continuará com a ilusão que "algo" pode e está sendo feito. Para mim, um ciclo doente de falta de amor.

Enfim, lembre-se:

- Magro sofre de doenças crônico-degenerativas atuais tanto quanto o obeso. Tem muito magro morrendo infartado.

Para mim, anote: essa *obesidade pandêmica é um sintoma*, muito mais uma consequência, assim como muitos dos problemas atuais de saúde (existem casos, resultado de doenças, mas o que estamos tratando é, cada vez mais frequente, a obesidade por hábitos e vícios).

Arrogância Médica.

Um vídeo maravilhoso corre a internet. Dr. Peter Attia, médico norte-americano conta momentos importantes da vida dele. Certo dia, era o médico plantonista num hospital da cidade. Em determinado momento dirige-se a um box do pronto-socorro onde estava deitada uma mulher. Fase terminal de um câncer de pâncreas. Não havia o que fazer. Foi buscar cobertor e café para aqueles acompanhantes e ficou ali por um bom tempo, consternado, com uma imensa sensação de impotência.

Dr. Peter conta que dias depois no mesmo hospital, mesmo pronto-socorro, aproximou-se do leito de uma senhora muito obesa e diabética. Naquele momento a perna dela estava repleta de feridas intratáveis com forte mau cheiro e precisava ser amputada.

Por que isso, perguntou ele..., a ele mesmo?

- Não conseguiu ser agradável com a mulher, afinal ela deveria ter evitado a obesidade. Se tivesse agido assim teria afastado o diabetes e, mesmo diabética, caso tivesse cuidado, não chegaria àquele ponto.

Apesar de revoltado e irritado, fez o que deveria fazer. Amputou aquela perna para salvar um ser humano que sofria. No entanto, ainda sem enxergar o que estava acontecendo de fato naquela situação.

Algum tempo depois, percebeu que engordava dia após dia. Não compreendia porque, afinal, exercitava-se com frequência e seguia a dieta da pirâmide alimentar americana. Algo devia estar errado. Começou a apresentar pressão alta e, finalmente, iniciou diabetes.

Passou a estudar muito sobre nutrição, metabolismo e percebeu o quanto estava errado com os conhecimentos da academia médica. Tratou e curou-se de modo diferente do que havia aprendido, simplesmente mudando a alimentação e abandonando a fatídica pirâmide equivocada.

Após alguns anos algo o fez lembrar daquela mulher que havia destratado. Desejou pedir desculpas a ela. A maneira que encontrou foi ajudando outros com uma nova visão sobre o que estava errado na dieta norte-americana, a qual precisava de correções fortes e imediatas.

Ele chorou no palco enquanto contava essa história. A história dele, da mulher, também de tantos homens, crianças, jovens, seres humanos de todas as cores, idades e amores. Pessoas que passamos a olhar diferente depois de conquistarmos outro conhecimento. Erros de interpretação são inevitáveis nesse campo, tão amplo e complexo, mas sempre se quer acertar. Resta alertar, provocar, motivar, enquanto a verdadeira ciência luta para encontrar saídas adequadas, distantes do "apenas" lucro, tola fama e grande, gigante imaturidade de muitos.

Capítulo **XXIX**

ARMAS CONTRA A OBESIDADE

Muito se diz nessa área, no entanto, quais as opções em relação à obesidade? Vamos tentar uma (muito) breve análise de cada uma delas.

Fechar a boca é o conselho mais ouvido por muitos, em todos os lugares, há muito tempo. Talvez se fechássemos a boca para comida lixo e abríssemos para comida saudável ainda poderia ser válido. No entanto, a ideia é só essa mesma: fechar a boca para diminuir calorias.

O bloqueio da entrada de nutrientes em nosso organismo, além de não sermos fisiologicamente preparados para isso, tampouco desejamos "perder". Nosso corpo não aceita carência alimentar. Deixar de comer ativa a reação natural de defesa. Fomos preparados geneticamente para sobreviver. Portanto, se "não encontramos comida", reduzimos o metabolismo diminuindo a queima de energia para nossa proteção. Até emagrecemos, mas com lentidão e grande dificuldade, além do que emagrecemos também devido à perda de outros tecidos corporais e não apenas gordura. Como não recebemos material para construção, reposição, manutenção, passamos a buscar matéria e energia em nós mesmos, iniciando um processo de autoconsumo. Após a perda das reservas de açúcares e gorduras, passamos a consumir as próprias proteínas. Devoramos a nós mesmos. Perdas progressivas.

Assim que começamos a nos alimentar novamente, o corpo repõe tudo e ainda reforça as reservas de gordura, água..., para que "o dia que você tentar se matar mais uma vez" ele esteja preparado. Com isso ganhamos o que se chama efeito sanfona. Se existe algum efeito benéfico na restrição, ao menos perderíamos o hábito dos grandes pratos, o vício no sal, açúcares e gorduras.

Fechar o estômago, infelizmente um tema da moda – Cirurgia Bariátrica. Se fechar a boca é ruim, imagine "fechar o estômago". Mantém-se a péssima ideia de baixo aporte de nutrientes, contudo, agora por amputação de parte dos órgãos de absorção, obrigando a pessoa a suplementar para o resto da vida. Atente, são lesados órgãos saudáveis.

Já não chega nossa alimentação pobre de nutrientes. Com a bariátrica reduz-se tudo ao mesmo tempo – macro e micronutrientes. Poucos são os que precisam passar por uma agressão tão forte para emagrecer ou, como sustentam... os "a favor", corrigir doenças provocadas pelos excessos na alimentação. Muita gente procura essa saída graças a um grande sofrimento e a não encontrarem outra estratégia.

As complicações na cirurgia e "da" cirurgia são muitas. Alguns acabam numa unidade de terapia intensiva – UTI por complicações imediatas e mediatas. Consequências a curto e médio prazo são consideráveis, principalmente resultados e problemas de longo prazo que ainda são questionáveis, desconhecidos e objeto de muito estudo.

De fato, troca-se uma doença por outra. Trocam-se doenças consequentes à obesidade por doenças devido à carência de importantes nutrientes. Gera-se grave déficit de absorção produzindo consequências metabólicas. Exige-se seguimento cuidadoso e permanente, que quase ninguém faz. Estatísticas mostram que a maioria abandona o acompanhamento após alguns meses por achar que resolveu o problema e que de maneira mágica não precisa de mais nada. Não mede consequência, apesar de ter sido muito bem orientada antes do procedimento. Isso é a realidade, na maioria dos bons serviços.

O obeso se ilude facilmente com pílulas mágicas e se encanta com "o canto da sereia" para a cirurgia. Animadíssimo para sair do pesadelo real, pouco escuta as orientações médicas, prévias à bariátrica, necessidade de cuidados posteriores, importantes e para sempre.

Às dificuldades de adaptações iniciais, tardias, vômitos frequentes, falta proteica, cabelos fracos. Não são poucas as mulheres que chegam a meu consultório após algum tempo dessa cirurgia e, quando pergunto como estão, respondem que estão bem, mais felizes, porém, enquanto falam, noto cabelo e sobrancelhas ralas, caindo. É triste.

Trabalhos científicos recentes têm relatado importantes alterações psiquiátricas, incluindo aumento significativo para a incidência de suicídio nesse grupo, com causas não elucidadas ainda, se fatores nutricionais, metabólicos ou puramente emocionais. Eu diria que todos.

A morte de pacientes acontece em alguns casos, já na cirurgia ou por complicações no pós-operatório. Cada vez menos, graças a muitas melhorias técnicas, equipamentos, preparo dos cirurgiões e equipes.

Os custos dos procedimentos são elevados, sem contar os gerados pelas complicações. Por isso há forte pressão sobre o Sistema Único de Saúde – SUS para pagar esses procedimentos com a alegação de combate aos altos custos do governo para enfrentar as doenças crônicas.

Minhas perguntas se mantêm:

- Alguém precisa de fato desse procedimento?
- Há algum abuso?
- Não há outra maneira?
- Bariátricos não se livram de atividades físicas e obrigatoriamente necessitam de suplementos nutricionais para o resto da vida – o que quase ninguém faz. Por que não fazer isso antes?
- Muitos recuperam peso ou até mais gordura em poucos anos. A medicina chama de "reganho de peso". Por quê?
- Simplesmente porque não mudaram hábitos e necessidades.

Que tal mudar os hábitos e as necessidades antes e perceber que não precisavam da cirurgia?

No que se refere à minha especialidade médica que é ginecologia e obstetrícia, pesquisas recentes mostraram que mulheres que engravidam após passarem por cirurgia bariátrica apresentam risco aumentado em 70% de apresentar parto prematuro (de cada dez, sete gestantes) e 50% com restrição de crescimento dos filhos, ainda dentro do útero (metade delas). Há maior prova que essa, da falência do sistema nutricional dessas pessoas?

- O enorme emagrecimento bariátrico delata perda nutricional. Porém, como o emagrecimento é resultado esperado, comemora-se em vez de ficarmos preocupados com tanta deficiência. Como se o bisturi fosse mágico e a pessoa passasse a ser magra e saudável. Magra sim, saudável, não. Vale a pena?

- Eu, mais uma vez "esta pessoa que vos fala", perdi 43 quilos sem cirurgia e tenho ajudado outros a perderem muito peso, deixando a bariátrica só para casos extremos sem resultados com nenhum outro método.

Algumas pessoas precisam da cirurgia, sim!

- Existem serviços médicos habilitados, competentes, assim como existem muitos médicos bons no mundo agindo de maneira correta, sim!

- Preciso deixar claro. Não sou contra cirurgia bariátrica, mas contra abusos e irresponsabilidades. Antes da cirurgia, podemos lutar por uma estratégia de mudança racional e emocional, desse modo, conquistaremos trocas de hábitos que levam a emagrecimento e saúde.

Um obeso só pensa na cirurgia devido ao desespero. Usa todos os mecanismos conscientes e inconscientes para enganar-se e até à equipe de psicólogos. Por isso falham muitas vezes. Afirmo que a cirurgia não deveria ter bisturi apenas no estômago e intestino, mas também no cérebro. Bariátrica, apenas como última opção.

Também não sou contra indústria de alimentos ou medicamentos. Apenas quero que mudem "um pouquinho" e cresçam bastante.

Sonho com elas produzindo um futuro maravilhoso para a humanidade. Em alimentos, medicamentos e tudo mais que precisarmos.

Dieta balanceada?

- Muito bem-vinda. Maravilha alimentar-se de modo correto.

Porém, faço uma pergunta: "Você consegue fazer todos os dias aquele prato que boas nutricionistas explicam nas consultas e muitas apresentam em programas de televisão"?

- Dois principais motivos para explicar por que não conseguimos:
  1. É necessária muita variedade de alimentos e, mesmo se encontrarmos tal variedade, a quantidade e o volume de comida seriam altos demais para oferecer todos os nutrientes.
  2. Mesmo com hábito de frequentar bons restaurantes que ofereçam alimentos saudáveis, não há como fornecedores, produtores (produção), indústria (processamento, estocagem) conseguirem reunir em uma só refeição do dia a quantidade ideal de nutrientes, por todos os fatores já mencionados neste livro.

Vamos manter dieta equilibrada, multicolorida, multifacetada, uma dieta possível ok?

- Afinal esse é um dos grandes pilares do emagrecimento saudável, seguido de perto, pela segunda força, que é a atividade física diária bem executada, não exagerada, mas consciente que não é suficiente.

Será necessário algo mais, uma terceira fonte de sustentação da saúde que discutiremos mais adiante.

MEDICAMENTOS PARA EMAGRECER

Já contei que médicos pediam assinaturas em um documento para exigir a volta das anfetaminas (no momento que escrevo esse texto, eles estão conseguindo). Pergunto:

- O que devemos oferecer a nossos filhos?
- Remédios ou educação alimentar, física e emocional?
- Responda, por favor.

A ANVISA, Agência Nacional de Vigilância Sanitária, proibiu fabricação e venda de remédios para emagrecer que atuem no sistema nervoso central e sejam derivados da anfetamina (femproporex, dietilpropiona, mazindol). Esses medicamentos buscam diminuir a ingesta de alimentos, porém apresentam uma série de efeitos colaterais, por vezes graves, inclusive levando à morte. Há aumento de óbitos em épocas como verão, pela maior procura e uso dessas fórmulas.

A sibutramina continua no mercado, porém, com restrições. Orlistat (Xenical) impede atuação da enzima que promove absorção de gordura. Parece bom, mas precisamos muito de gorduras, e bastaria levar menos delas à boca?

Lembre-se: gorduras são importantes macronutrientes, parte fundamental em nosso metabolismo. Se não fossem importantes, teríamos enzimas que as "trariam pra dentro"?

- Pior ainda, são as pessoas que em pleno uso desse medicamento apresentarem diarreia súbita, sem aviso prévio, e aos pequenos esforços evacuam nas roupas, na frente de muita gente. Constrangimento total e desnecessário. São muitas dessas histórias.

QUAIS OS OBJETIVOS DOS MEDICAMENTOS?

- Gerar saciedade e, desse modo, combater a fome. Muito bom, se não fossem os efeitos colaterais, às vezes graves. Desse modo, diminui a ingesta de calorias (bom), mas, ao mesmo tempo, diminui ainda mais a ingesta de nutrientes (ruim).

Quais outros problemas do uso de medicamentos?

- Fome celular. Baixo aporte de material necessário para trabalho das células, mantendo a ansiedade por comida. Não combate o vício do sal, gorduras, açúcares. Não garante hidratação, refeições de qualidade, apenas restringe. Efeitos colaterais e custo dos medicamentos.

Uso de suplementos, a terceira fonte de resolução, junto a alimentos saudáveis e atividades físicas, como citei há pouco.

Eu não acreditava em suplementos. Contarei minha história mais adiante, por hora entenda a comparação com as alternativas anteriores.

Quais os objetivos dos suplementos?

- Assim como medicamentos, gerar saciedade. Desse modo, combaterem a fome. Muito bom. Até aqui nada difere, mas sem efeitos colaterais, afinal, suplementos são alimentos de qualidade, sem produzir excessos. Diminuem a entrada de calorias, garantem o aporte de nutrientes.

Outras vantagens. Substituem refeições de baixa qualidade; combatem o vício de sal, gorduras e açúcares; garantem hidratação, nutrientes e antioxidantes, a um baixo custo.

Precioso ganho com suplementos: na dieta restritiva, com ou sem medicamentos ou por bariátrica, ocorre perda de massa magra (músculos) – sarcopenia – em até 33% dos indivíduos. Massa muscular é fundamental para a sustentação física e metabólica, portanto, perda proteica é um problema de saúde para as pessoas, principalmente grave para os idosos. Com suplementação adequada essa perda não acontece.

Trabalho de um nutrólogo brasileiro na pós-graduação que eu fiz em São Paulo, para mais de 500 médicos: *"Não podemos mais nos esquivar. Suplementos nutricionais são realidade nos consultórios. Clientes procuram por nossa ajuda porque estão tendo bons resultados com o uso desses produtos. Precisamos aprender mais sobre essa realidade. Existem empresas sérias responsáveis pelas pesquisas, produção e comercialização. Suplementos são a chave para o futuro dos tratamentos de saúde contra obesidade. Trabalhos científicos que desenvolvi apresentaram resultados superiores quando comparados à dieta convencional, e com um importante ganho de massa magra"*. Dr. CLB, Nutrólogo SP.

Conclusões da Universidade do Colorado, EUA: dieta balanceada com duplementos é forte estratégia para a perda de peso e nunca mais engordar. Interessa?

1. Substitua uma das refeições por suplementos de qualidade.
2. Faça atividades físicas todos os dias, nada de "apenas nos finais de semana ou duas vezes por semana". Pratique diariamente para conseguir ao menos cinco dias.
3. Escolha melhor alimentos, temperos (qualidade, não viciantes). Trabalhos colocam essas estratégias como definitivas. Cada vez mais a ciência corrobora com esses estudos.

Minha proposta é que se queremos ajudar alguém obeso, uma criança, um jovem, um adulto, um idoso, que possamos sem medos e preconceitos usar todas as armas à disposição. Um sofrimento intenso que nos afeta, direta ou indiretamente e complicações que não merecem ficar paradas em discussões tolas e imaturas. Quem está com a razão?

Olhe para uma criança obesa. Quem deve ajudá-la e como?

1. Médico: avaliar condições metabólicas e descartar patologias.
2. Nutricionista: estudar hábito alimentar, propor mudança e plano gradual de vida alimentar.
3. Educador físico: elaborar um projeto de desenvolvimento e recuperação da dinâmica corporal. Toda criança brinca feliz até arroubos alimentares a colarem na frente do computador, televisão ou ambos.
4. Psicóloga: rever autoestima e mecanismos que a impedem de crescer e ser feliz.
5. Suplementos: manter saúde e vitalidade por meio de aportes e garantia de reservas nutricionais necessárias ao funcionamento ideal do organismo e combate aos vícios da alimentação ocidental.

Que tal um programa completo?

- De seis meses a um ano, com o apoio às pessoas que vivem nesses relacionamentos, com todo amor, orientação e carinho?

- Para mim, emagrecimento de um indivíduo importa "colocar na roda" toda a família e amigos. Com isso, duvido que seja necessária a opção bariátrica ou medicamentosa.

Vamos tentar esse plano total primeiro?

- Precisamos coragem para sermos humanos maduros.

- Ou seguiremos discutindo preconceitos e interesses pequenos?

Algumas considerações maiores sobre suplementos:

1. Não são medicamentos.

2. Não tratam doenças.
3. Não curam ninguém.
4. São apenas "comida" de qualidade para as células.

Mas, o que é uma célula?

- É um grande sistema organizado de matéria e energia, construído pelo universo, paulatinamente, durante bilhões de anos. Possui uma complexidade que a ciência ainda está longe de desvendar em todos os meandros e mistérios.

O que eu posso dizer é que ela sabe se cuidar e sabe o que faz. Apenas entregue o que ela pede: nutrição adequada. Aliás, nossas avós sabiam muito bem disso.

Responda: o que sua avó fazia quando você ficava doente?

- Tentava restaurar o equilíbrio que você havia perdido. "Colocava você na cama". As células descansavam. Preparava nutritiva canja com a carne magra de forte e fogosa galinha caipira. Nada mais. Dava poder as suas células para se defenderem como sempre souberam fazer.

Então, o que nossas células precisam?

1. Alimentos de qualidade.
2. Atividades físicas adequadas.
3. Suplementação que reponha o que não conseguimos colher na natureza, indústria ou supermercado.

Sua célula precisa que você acredite nisso.

O que merecemos e recebemos com esse comportamento?

- Nutrientes; antioxidantes; equilíbrio de açúcares, sal, gorduras, proteínas; energia e muita vontade de colocar todos nós em movimento.

Boa parte disso fundamenta a "Medicina Conativa", assunto que venho desenvolvendo há alguns anos. O poder de prevenção e cura que você carrega em si mesmo é muito maior do que crê. Tentarei fazer você acreditar, compreender, ressignificar e escolher.

Mas isso será para outro momento.

Logo.

Capítulo XXX

UMA BREVE HISTÓRIA

Fui obeso boa parte da minha vida. Algumas vezes muito obeso. O efeito "sanfona" eu já conhecia muito bem. Cheguei a pesar 120kg, com 1,70m, 39 anos. Cansado optei pela cirurgia bariátrica. Procurei médicos especialistas na minha cidade. Realizei os exames pré-operatórios, mas, algo, minha intuição, não me deixava seguir adiante. Eu não tinha medo da cirurgia, só que alguma coisa parecia não estar no lugar.

Com determinação renovada, decidi mais uma vez pelas restrições alimentares e atividades físicas. Já estava hipertenso, estressado, deprimido, tinha resistência insulínica elevada, muitos sistemas corporais, como intestino deixando muito a desejar, e triste. Muito triste por nunca encontrar solução. Vamos lá, mais uma vez sofrer com muitas restrições em prol de, nem sei mais o quê. Médico, ativo, participante de centenas de congressos a fim de aprender a ajudar as pessoas e não sabia mais o que fazer para ajudar a mim mesmo.

Entretanto, dessa vez agi mais forte, fui pra academia. Anote aí:

- *Bodypump, bodycombat, spinning, RPM, musculação, corrida de esteira e na rua, circuit training, pilates, alongamentos, ginástica localizada, até Krav Magá*. Perdi bom peso, sentia-me muito bem, mais feliz. Sob controle: o peso, pressão, resistência insulínica e muito mais.

O que é bom não dura para sempre. Como sou otimista, considero este relato somente um salto para uma vida melhor. Deixe-me contar.

Em 2003 eu estava com 88kg e minha sobrinha quis fazer comigo a primeira corrida de rua. Ela com 17 e eu então com 43 anos.

Seriam apenas 10km. Fui até o fim, como se tornara habitual para mim naquele novo corpo. Contudo, dessa vez, corri na velocidade dela.

Ui. Posamos para a foto juntos, no final da corrida, suados, cansados, mas muito felizes pelas endorfinas acumuladas. Todavia, eu ainda não sabia, ganhei um derrame articular no meu joelho direito.

No dia seguinte a dor impediu as atividades físicas. Meu peso ficou extremamente animado. Rapidamente voltei a engordar a cada dia que passava. Estava muito triste e angustiado com aquilo. Não apenas pelo reganho de peso, mas pela perda da disposição e esperança. Mandaram "fechar a boca". Mesmo obedecendo, o ponteiro da balança insistia em subir. Ok, vou tentar vigilantes do peso. Eu já havia participado há muitos anos, emagrecido alguma coisa e fracassado meses depois. Mesmo sabendo disso fui ao computador para achar onde, como e quando fazer. Encontrei, reuniões na terça, quinta, sábado. Naquele momento de minha vida profissional eu não teria tempo para aquilo (note o estresse do moço). Fazia fisioterapia semanal para tentar restaurar o joelho, o que parecia não adiantar. Pedi ajuda a Deus.

Conto essa história para você entender em que situação uma opção entrou em minha vida. Não sabia nada sobre o que vou descrever.

Sai do computador, onde ansiosamente buscava qualquer solução, e fui para o meu consultório. Naquele dia eu estava particularmente triste, no entanto, precisava trabalhar e sobreviver mais àquela tarde.

Certa vez numa fazenda em Cascavel/PR, eu ainda bem jovem, um rapaz olhou para mim na piscina e disse: – "E aí, rolha de poço". Nada respondi, apenas fiquei triste. Por que existe esse tipo de maldade?

- Lembrava-me disso a caminho do trabalho.

Atendi uma paciente, a seguinte e, antes de entrar a próxima, recordo claramente do momento em que a minha secretária apareceu à porta e disse que lá estava um laboratorista e queria falar comigo.

Nós médicos estamos acostumados a receber representantes de laboratórios farmacêuticos para fazerem propagandas de produtos e deixarem amostras de medicamentos. Eles entram, nem se sentam, apenas abrem grandes malas e fazem o trabalho. Àquele não. Aproximou-se com sorriso, um *botton* na lapela de um impecável terno, alinhado, sentou-se enquanto me dirigia a mão em cumprimento e, ao mesmo tempo, perguntou se eu conhecia a empresa que ele representava.

Naquele instante meus pelos dos braços arrepiaram. Senti muita raiva. Sofrendo daquele jeito "e esse cara vem a minha sala vender besteira". Pensei que representava alguma "firma de fundo de quintal", enganação na certa. Ele pôs-se a falar sobre a empresa, a ciência e os grandes cientistas por trás de tais produtos. Eu não ouvia nada, apenas pensava em como me livrar daquela situação desagradável. Em determinado momento interrompi a fala dele. Disse que eu estava atrasado naquele momento, se poderíamos conversar outra hora? Ele prontamente levantou, despediu-se educadamente e foi embora. Segui minha tarde, deplorável, sem sequer saber o que pensar.

No dia seguinte, quase a mesma hora, entra em minha sala de consulta uma mulher que mais tarde soube ser a esposa daquele senhor do dia anterior. Apenas cumprimentou, sentou-se e em movimento único passou a retirar e a enfileirar em minha mesa uma série de potes de produtos de suplementação. Sem me deixar reagir, tomou às mãos o pote maior e começou a falar sem parar sobre todas as qualidades nutricionais, a ciência da produção, o maravilhoso índice de digestibilidade, vitaminas, minerais... etc. Permaneci ali parado olhando, ouvindo e, antes que eu a interrompesse como fiz com o marido, ela tomou nas mãos um pote menor e disse: – "Doutor Jacyr. Estas são as fibras produzidas por minha empresa". Ela passou o pequeno pote as minhas mãos, olhei, girei de um lado para outro, para fingir que o analisava e lancei uma frase que se tornou famosa até hoje em minhas palestras: "Eu não preciso de fibras, meu intestino funciona muito bem"!

Manja um cara medíocre, mentiroso e fraco?

- Eu tinha uma cirurgia de hemorroida (companheira íntima e de longa data) marcada para semana seguinte. Coloquei (bati) o pote de volta na mesa, à frente dela.

Aqui vale descrever a atitude daquela mulher, que até hoje tenho orgulho de dizer que se tornou minha amiga, assim como o marido. Uma ação que mudou minha vida para sempre. Ela pegou o pote, olhou firme para mim, bateu com ele na mesa (como eu havia feito) bem a minha frente e continuou: "Doutor Jacyr, sem essas fibras como suplemento alimentar, os nutrientes do produto que lhe apresentei antes não conseguirão chegar às células e ajudá-lo em tudo o que o senhor precisa".

Esse momento foi como um raio em minha cabeça. Olhei para todos aqueles produtos em minha mesa de trabalho. Como médico, lembrei do meu sofrimento; minhas necessidades; de todas tentativas que já havia feito até então; lembrei-me do "rolha de poço", levantei da cadeira e disse: "Quero comprar tudo isso. Quero entrar para essa empresa"!

Como faço?

- Após passado o susto (para ambos) ela me ajudou a começar a compreender um pouco mais sobre tudo aquilo, cada produto, funções, objetivos, resultado esperado..., deu-me as dicas necessárias de como preparar e usar suplementos.

Confesso que senti vergonha no caminho de volta para casa. Ainda saindo do consultório, à frente do elevador, torci para que estivesse vazio quando chegasse. Triste esperança. Estava cheio de gente e cabia apenas eu. Nada mais constrangedor que um gordo feio carregando duas sacolas com nome de uma empresa que ainda me trazia dúvidas, repletas de "produtos para emagrecer". Naquele elevador estava uma vendedora da mesma empresa que me parabenizou pela decisão. Eu querendo ficar quieto, e fingir de morto, ali naquela hora queria sumir.

Atravessei a rua para chegar em casa, tentando esconder dos carros o nome nas sacolas. Impossível. "Um mundo de gente" passava. Tinha certeza que todos estavam olhando, rindo "de" mim, não "para" mim.

E aí?

- Quer mais uma insegurança na fragilidade desse cara?

- Cheguei em casa, mancando, entrei levando as sacolas e assim que a minha..., então esposa (hoje ex...) se deu conta do que via, disse:

- "Mas você é tonto mesmo, pede para ser enganado". Deixei-a "se esvaziar" mais um pouco, porém, não teve jeito. Foi ao computador, escreveu um distrato do contrato que eu havia feito com aquela senhora e pediu para eu assinar. Para evitar confusão, eu muito fragilizado, liguei para a mulher que me havia realizado a venda e contei o que acontecia. Ela, com a paz que hoje conheço bem, disse-me:

- "Doutor Jacyr. Você pode desistir, devolver tudo sem problemas, mesmo que já tenha aberto e usado algum produto. Retornamos o dinheiro que pagou. Resolvemos isso para você. Mas também você pode, se quiser, experimentar por uns dias. Depois conversamos, que acha"?

- Desliguei o telefone, virei-me para a minha hoje "ex" e disse:

- "Vou experimentar".

Isso aconteceu em agosto de 2003. Quarenta e cinco dias depois, havia perdido 17kg. Meu joelho, que não respondia a nenhum tratamento até então, parou de doer e desapareceu o derrame articular. Sentia-me bem, como nunca havia me sentido na vida. Revigorado, forte. Não era mágica, era comida de verdade, só que dessa vez não era a da minha avó.

Fiquei entusiasmado com o que estava acontecendo e percebi que nunca havia tido uma aula de nutrição na faculdade de medicina. Todo o treinamento é baseado em doenças e medicamentos. Não é dado para o médico a ideia de valorizar adequadamente o uso de bons alimentos, muito menos suplementos. Aliás, sobre suplementos nutricionais, nada é ensinado na Academia Médica. Inclusive, é rechaçado. Por que será?

- Como eu desejava mais informações, a vendedora me disse que aconteceria um grande congresso daquela empresa em São Paulo, no mês de dezembro. Isso seria quatro meses depois de eu ter iniciado o uso dos produtos, o controle maior de alimentos, (restrição de lixos alimentares) retomado minhas atividades físicas, a princípio caminhadas e musculação, reiniciando com as corridas mais tarde.

Fui magro para São Paulo, 78kg. Sentei-me bem atrás num evento para mais de 10 mil pessoas. Nunca nos congressos de ginecologia vi tanta gente, tampouco pessoas tão animadas, felizes. Pense numa festa desse porte. Eu estava lá. Ainda sem saber quase nada, mas aberto e ansioso a aprender. Presenciei médicos subirem ao palco, com alto grau de competência. Sim, isso eu podia avaliar. Estava no evento o Diretor do Centro de Nutrição Humana da Universidade da Califórnia – UCLA, um dos responsáveis pelo desenvolvimento dos produtos.

Assisti a maravilhosa história da vida de um médico italiano, Prêmio Nobel de Medicina, relatada pelo próprio etc. Muita coisa.

Retornei à minha cidade com uma certeza: um lado da medicina havia me sido sonegado e essa lacuna de informações custou muito caro na minha vida, até aquele momento, e para a vida de meus pacientes que também necessitavam daquelas informações.

Meu pai, médico, estava com 73 anos, porém, em um momento de notável declínio físico. Pensava parar com a profissão. Mostrei a ele os suplementos. Disse apenas, que era "comida de qualidade". Resultado.

Reascendeu nele um vigor que o levou de volta à ativa como médico por mais alguns anos. Recentemente, encerrou o trabalho para aproveitar a vida. Em 2019, com oitenta e nove anos, permanecia ativo. Frequentava a academia do clube, saunas, viajava..., e estava..., namorando. Um ano depois, agora, há poucos meses, um câncer finalmente o levou.

Minha mãe estava à época (2003) com diagnóstico de depressão. Permanecia em casa com postura de quem não quer mais nada.

Como ela era contra remédios, ninguém sabia o que fazer. Fui vê-la após meu retorno de São Paulo e levei os suplementos. Disse a verdade, que não era remédio, apenas comida com proteínas, carboidratos, gorduras de qualidade, vitaminas e minerais que poderiam ajudá-la naquele momento. Saí de lá sem saber se aceitaria usar ou não. Poucos dias depois ela me telefonou e disse:

- "Gostoso o que você deixou aqui para mim".

Pensei, que bom, ela está tomando. Em quinze dias estava fora de casa, com quase todas as atividades restauradas. Claro como a luz do sol, antes minha mãe só comia pão e tomava leite. Não estou afirmando que suplementos tratam e curam depressão ou qualquer doença, mas minha mãe vivia desnutrida, sem ter consciência disso. Suplementos curam a desnutrição e, como resultado, todas as terríveis consequências.

Em retribuição comecei a dar palestras de nutrição para distribuidores daquela empresa e também a orientar clientes, repassando produtos com o firme propósito de auxiliar muita gente. Como testemunhei muitas pessoas obterem resultados físicos maravilhosos, passei a devorar não só alimentos e suplementos de qualidade, mas também livros de nutrição, fisiologia, bioquímica, genética. Estava empolgado. Não larguei a ginecologia e obstetrícia que tanto amo, porém, não poderia deixar de auxiliar a cada paciente que se queixava de excesso de peso, dificuldades físicas, estéticas ou outros problemas de saúde.

Com tantos resultados em mim, na minha família e em tanta gente que passei a conhecer melhor, só me restava acreditar em mim mesmo.

Aquela empresa e os distribuidores que antes eu rechaçava haviam mudado minha vida.

Quanto vale a transformação de uma vida para melhor?

- Uma alimentação saudável é a base do nosso bem-estar. E o nosso bem-estar é a base da nossa felicidade.

Hoje, não atendendo ou vendo produtos, como fiz no início, por uma simples razão. Não há como bem exercer, misturar mais de uma atividade na medicina. Sou ginecologista e obstetra e pretendo encerrar minha vida como tal. Mas, sou médico, e não vou parar de falar.

Atender, acompanhar as pessoas nessa caminhada requer tempo, especial dedicação e intenção do que fazer. Deixo isso para distribuidores bem treinados, por exemplo, a mulher que num só ato transformou minha vida. Muita, muita gente "lá fora" precisa de pessoas como ela.

Por outro lado, sigo usando todos os produtos até hoje, mantenho meu peso (mentira, casei de novo e engordei um pouco), meus exames físicos e laboratoriais sempre normais. Criei diversas palestras e apresento sempre que me solicitam – o que se transformou no Programa SUPERCONSCIÊNCIA/FAMÍLIA DO FUTURO. Uma delas com o tema que você lê neste livro. Uma das muitas maneiras de ajudar mais pessoas.

Escrevi antes que nunca estarei certo em tudo, porque assuntos polêmicos sempre permanecerão difíceis de resolver. Entretanto, não devo e não vou esperar resolução de tantas discussões para ajudar alguém que sofra com problema de nutrição, ou qualquer outro, mesmo que existam erros e incongruências no que escrevi até agora, mas quero, preciso que você saiba, existe muito amor dedicado a você e a Deus, em cada letra que foi aqui colocada.

Aproveite a Vida..., como você merece.

Epílogo

É impossível encerrar um livro como este, afinal, são todos temas que se tornam gigantes a cada pensamento novo, a cada notícia oferecida pela ciência, pelas mídias ou fora delas.

Dia sim, outro também, surge um adoçante diferente, uma maneira especial de olhar à nutrição, a medicina do futuro, tantos outros desafios, mas, precisamos encerrar este momento para seguir aprendendo mais, mesmo que em breve, precisemos nos deliciar com... insetos. Muita proteína ainda hoje desperdiçada com inseticidas. Precisamos estar preparados para saudáveis novidades.

No entanto, não posso também "deixar você" no final deste livro sem reforçar meu pensamento sobre polêmicas. Ficou claro lá atrás que não sou dono da verdade, porém, para vivermos o dia a dia, precisamos assumir posições, contudo, sem nunca fechar a porta para novas e interessantes "verdades", com mudança de opinião e novos aprendizados.

Temos por característica humana natural e funcional viver em grupos, e há nisso bons motivos de sobrevivência para que essa característica exista em nossa mente. Facilita a vida e permite nosso desenvolvimento na Terra. "Aproximamo-nos de quem pensa de modo semelhante", no entanto, pensar de maneira inversa também produz problemas se não estivermos preparados para "o diferente". Afastamo-nos dele, nós e ele geralmente com cara de poucos amigos e xingando muito.

Em tempos idos, quando vivíamos como caçadores-coletores, era fácil resolver esse dilema, bastava matar quem pensasse diferente ou fugir antes de ser morto. Atualmente, há um grande complicador, porque vivemos muito mais "juntos", dependemos da segurança das nossas propriedades, e não podemos levar "nossas coisas e casas" para qualquer lugar o tempo todo, só porque não gostamos da opinião do vizinho.

Então matamos!

- NÃO..., convivemos.

Para explicar melhor essa característica, devo dizer que todos nós acreditamos e nos fixamos em uma "verdade" se ela for interessante à nossa vida e imediatamente repudiamos qualquer coisa (ou pessoa) que não traga benefício, nos ameace ou tire-nos da zona de conforto.

Exemplos interessantes:

- Ao falar mal do leite, grande polêmica, certamente gerei surpresa ou raiva em alguns e sorriso de felicidade em outros. Depende diretamente do quê, o leite representa na vida de cada um. Tirar o leite, o sal, o arroz refinado... – "O que mais esse doutor quer da gente..."?

Para mim o que importa é falar, não omitir. Pensar, não calar, esconder, esquecer. Proponho **REFLEXÃO**. A escolha sempre será sua.

Essa característica de acreditar sempre naquilo que convém, muitas vezes é uma armadilha (biológica) na qual caímos sem saber.

Então quero encerrar finalmente meus desafios deste livro com você afirmando que: o mundo seria terrível se todos pensassem igual. Não poderíamos crescer sem diferentes pensamentos.

Não é incomum ouvir, ao final de muitas das minhas palestras, algumas falas que transcrevo agora:

- "Nossa! – Eu nunca havia pensado nisso".
- "Por que nunca falam essas coisas pra gente".

Portanto, obrigado por me "ouvir".

Deus lhe abençoe.

Amo você.

José Jacyr Leal Jr.

Posfácio

COMER CONSCIENTE

É possível usar a inteligência para escolher qualidade e quantidade ótima de alimentos, aprender quais carregam melhores nutrientes e aqueles que precisam, podem e devem ser evitados. Vamos resumir assim: Assuma, você é quem manda no que entra e o que sai do cardápio.

Desejo que este livro ajude você a fazer as melhores escolhas.

A fome é uma das nossas defesas, um sinal de alerta avisando que precisamos de matéria e energia. Ela não carrega culpa. A culpa reside em nós, no descontrole consciente de cada dia. Então "pecamos".

Mesmo admitindo erros nunca se maltrate. No mundo em que vivemos não são poucas as vezes em que "pisamos na bola". Assim como um jogador que cai, levante e siga atuando com garra e alegria, sem nem pensar o que aconteceu. Claro, se pisar na bola o tempo todo algo de muito errado está acontecendo. Não se come pizza todos os dias.

Tudo em nós é controlado pelo cérebro, geralmente de modo inconsciente. Ele é quem busca equilíbrio para que permaneçamos "dentro de um ideal", de acordo com o material e as condições que nos são oferecidas. Podemos variar naturalmente, saindo do peso em uma faixa geralmente entre 4 e 7kg, no entanto o corpo sempre busca o retorno caso ultrapassemos esses limites.

Quando passamos um tempo razoavelmente longo muito acima ou abaixo do ideal, nosso organismo reconhece como um novo patamar e ali procurará permanecer. Daí a dificuldade em perder peso e manter-se magro ou mesmo ganhar peso e persistir novamente dentro do ideal.

Como um termostato, nosso sistema nervoso trabalha a fome (captação e entrada de energia), a atividade corporal (gasto energético e reposição de tecidos) e o metabolismo (trabalho celular administrando necessidades básicas de ganhos e perdas). Tudo para manter as condições estáveis diante mudanças de ambiente.

Vamos ao que interessa: – Nunca mais "faça dieta", apenas tudo o que precisa ser feito.

Forças fisiológicas poderosas (normais) em nós sempre trarão o peso de volta ao que ele aprendeu a considerar normal, acima ou abaixo. Portanto, coma consciente a quantidade e o que necessita e quer. E siga fazendo isso todos os dias.

Verdade, se precisamos perder peso, impõe-se equilíbrio nutricional com restrição de excessos, controle de qualidade e aumento do gasto calórico. Se o caso é ganhar massa, importa aporte proteico complementar e atividade muscular condizente. Em ambos os casos a persistência posterior, por um período suficiente, recriará um ambiente fisiológico que formará o ponto de equilíbrio necessário para o que desejamos. Desse modo, depois que apontamos um novo ponto de equilíbrio, difícil será engordar novamente ou perder massa.

Perda de peso não reduz o ponto ideal de equilíbrio por si só e automaticamente. Tão verdade quanto para aumentar o peso em massa magra. Ambos exigem constância e tempo razoável. O cérebro permanecerá tentando recuperar ou perder peso, tanto em gorduras quanto proteínas. Sucesso é recriar o ponto de equilíbrio onde ele deveria estar e de onde nunca deveria ter saído.

Talvez já seja suficiente compreender esta frase: Faça SEMPRE o que se deve ser feito. Aprenda a dizer não, tão importante como dizer sim. Aprenda a fazer escolhas. Aliás, em todas as áreas da vida.

Mudar o ambiente alimentar em casa e na rua é a melhor solução.

Precisamos contar ao nosso cérebro um novo ponto de ajuste – e isso se faz com comportamento e confiança. Desse modo, fique menos tempo pensando em comida e mais tempo em sua felicidade.

Mesmo que não perca peso, mantenha hábitos saudáveis, a vida será saudável. E lembre-se sempre: Seu metabolismo e equilíbrio são somente seu. Nunca se compare. Seu biotipo é exatamente isso: É só seu!

Portanto, "fazer dieta" é um problema.

SEJA A DIETA

Eu descobri, ao longo de tanto sofrimento, que é mais importante esquecer de vez a balança e olhar para o prato, as caminhadas e as boas escolhas para a vida. Deixe o termostato inconsciente e perfeito fazer o resto. Afinal, é o trabalho dele e ele não está tramando contra você. Apenas obedece a suas escolhas tentando fazer você sobreviver.

A maioria das pessoas que fazem dieta para perda de peso recupera tudo e até mais e não possui boa qualidade de vida durante todo o percurso. Sem considerar a tristeza e decepção. Uma agonia olhar para os ponteiros de balança todos os dias. Apenas uma sequência sem fim de dias tristes intercalados com dias alegres.

Solução:
- Pare de olhar a balança.
Como?
- Uma consciência maior sobre a vida.
- **SUPERCONSCIÊNCIA**.

Comer quando estiver com fome e parar quando satisfeito.

Colocar atividades físicas todos os momentos do dia, não apenas em programações cansativas e repetitivas (que, para a maioria, duram poucos dias ou meses e depois se voltam para os sofás e televisão).

Atenha-se aos sinais do corpo (sem distrações) nesses momentos de busca pelo equilíbrio, tão importantes para a sua vida. Sim, demorará um tempo para aprender, no começo pode dar medo, ser um pouco enfadonho (talvez apenas como desculpa e fuga mental, forçando você a desistir), mas é o único caminho. Nunca desista.

Saiba escolher o que comer; o que comprar para comer; quando; com quem... e sem distrações. Perca a culpa, afinal, se dietas funcionassem bem, perder peso não seria um problema, verdade?

Obsessão pelo peso já traz dor por si só, perda de tempo para uma vida saudável, perda de felicidade. Hoje a maioria das crianças já "faz dieta", e todos sofrem com isso. Precisamos de algo melhor e a resposta é educação do pensamento, antes mesmo da cultura alimentar. Não podemos medir nosso valor pelos ponteiros de uma balança. Energia mental desperdiçada que poderia ser mais bem utilizada. Acredite – toda dieta irá falhar a médio e longo prazo.

Eu, você, nossos filhos merecemos todos viver em paz com o equilíbrio, peso e saúde.

Pense nisso: quantos dias e noites ficaram perdidos para trás com você pensando e falando sobre peso e dietas? – Agora imagine-se nessas noites e dias pensando, sorvendo e sentido toda a felicidade que você merece.

Faça o que precisa ser feito!

Tenho certeza que a vida é para você.

Para cada um de nós.

José Jacyr Leal Jr.

BIBLIOGRAFIA

Nutrição Avançada e Metabolismo Humano – Sareen S. Gropper, Jack L. Smith e James L. Groff
Ciências Nutricionais – J. E. Dutra de Oliveira e J. Sérgio Marchini
Tratado de Nutrologia – Durval Ribas Filho e Vivian Marques Michel Suen
Alimentos Funcionais – Neuza Maria Brunoro Costa e Carla de Oliveira Barbosa Rosa
Fome Oculta – Rebeca Carlota de Angelis
Medicina da Imortalidade – Ray Kurzweil e Terry Grossman, M.D.
Nutrição Estética – Aline Petter Schneider
Emagreça Comendo – Dr. Lair Ribeiro
Se Sou Tão Inteligente Por Que Como Tanto? – Peter M. Miller e Howard Ramkin
Eu Não Consigo Emagrecer – Dr. Pierre Dukan
Nutrição Conceitual – Osman Gioia, Yvon T. Rodrigues e Márcia Valéria G. Lopes
Alimentos do Futuro – Colin Tudge
O Mundo Mudou A Comida Também – Dr. MaximoAsinelli
Qual a Cor da Sua Dieta – M. D. David Heber
The L. A. Shape Diet – M. D. David Heber
A Dieta de Los Angeles – M. D. David Heber
A Alimentação que Evita o Câncer e Outras Doenças – Dr. Sidney Federman
Viva Melhor – A Dieta do Tipo Sanguíneo – Dr. Peter J. D´Adamo
O Ponto Z A Dieta – Barry Sears e Bill Lawren
Fique Mais Jovem a Cada Ano – Chris Crowley e Henry S. Lodge, M.D.
O Poder da Proteína – Michael R. Eades
Manual da Necessidades Nutricionais Humanas – R. Passmore
Diet Book Gestante – Lara Natacci Cunha
Dieta de South Beach – Arthur Agatston, M. D.
A Cura do Diabetes pela Alimentação Viva – Dr. Gabriel Cousens
Leite para Adultos Mitos e Fatos Frente a Ciência – Dra Adriane Elisabete Costa Antunes

Leite Alimento ou Veneno – Robert Cohen
O Fim dos Alimentos – Paul Roberts
Barriga de Trigo – Willians Davis
Bons Carboidratos, Maus Carboidratos – JohannaBurani e Linda Rao
Curso de Atualização em Obesidade – Alfredo Halpern e Henrique Suplicy ABESO
Probióticos para Leigos – Dr. Shekhar K. Challa
Obesidade Não Tem Cura, Mas Tem Tratamento
Em Defesa da Comida Um Manifesto – Michael Pollan
Soja Nutrição e Saúde – Conceição Trucom
Cozinha para Homens – Marcia Algranti
A Dieta de Jesus e de Seus Discípulos – Dr. Don Colbert
A Nova Dieta da Evolução – Arthur de Vany
Atualização em Obesidade Na Infância e Adolescência – Mauro Fisberg
O Que Seu Médico Não Sabe Sobre Medicina Nutricional Pode Estar Matando Você – Ray Strand,
Recuperei Peso Por Quê? Maria Paula CarliniCambi e Simone Dallegrave Marchesini
Manual de Obesidade para o Clínico – Alfredo Halpern e Marcio C. Mancini
No More Heart Disease – Dr. Louis J. Ignarro
A Idade Verdadeira – Michael R. Roizen
Total Fitness – Mauro Guiselini
Boa Forma para Toda a Vida – Matt Roberts
A Semente da vitória – Nuno Cobra
Ande – S. Kinsling e E. C. Frederick

Breve Currículo

ATIVIDADES SOCIOPARTICIPATIVAS
Associação Médica do Paraná – AMP.
Delegado da Associação Médica Brasileira – AMB.
Federação Brasileira de Ginecologia e Obstetrícia – FEBRASGO.
Sociedade Paranaense de Ginecologia e Obstetrícia do Paraná – SOGIPA.
Sociedade Brasileira de Médicos Escritores.

PÓS-GRADUAÇÃO
– Psicomotricidade Relacional – CIAR.
– Nutrologia – ABRAN.

CURSOS
– Obstetrícia em Gestação de Alto Risco Hospital La Fé – Valência Espanha.
– Terapia Familiar Sistêmica – CTI.
– Neurolinguística – OTP.
– Emotologia – CC.
– Qualidade de Vida – PUC PR.
– Medicina da Longevidade – GLS.